Dr. Angela Fetzner

Meine liebsten heimischen Heilpflanzen

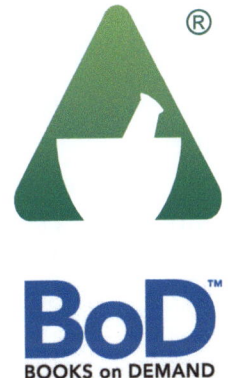

BoD™
BOOKS on DEMAND

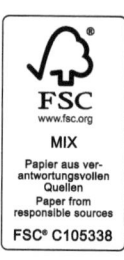

Bibliografische Information
der Deutschen Nationalbibliothek
Die Deutsche Nationalbibliothek verzeichnet
diese Publikation in der Deutschen National-
bibliografie; detaillierte bibliografische Daten
sind im Internet über http://dnb.dnb.de abrufbar.

4. Auflage 2019

Herstellung und Verlag: BoD
Books on Demand,
Norderstedt

Umschlaggestaltung:
ZERO Werbeagentur, München unter
Verwendung von Motiven von shutterstock.com

Buchsatz: Michael Raab
Cover-Foto: © Sebastian Duda
shutterstock.com

ISBN 9783744851589

Inhaltsverzeichnis

Vorwort

Die Nachfrage nach Heilkräutern steigt kontinuierlich – dieser Trend entspricht dem Wunsch vieler Menschen, ihre Gesundheit mit natürlichen Mitteln wieder zu erlangen oder aber zu erhalten. Diese Entwicklung hat jedoch auch die Laienpresse nur allzu gerne aufgegriffen, fast täglich sind dort Berichte von Heilpflanzen zu lesen, die indes oft nicht nur die versprochene Wirkung nicht erfüllen, sondern sogar noch giftig sind. In diesen nicht überschaubaren Dschungel der Heilpflanzen und die damit einhergehende Informationsflut ein wenig Licht zu bringen, ist daher die Intention dieses Ratgebers. In diesem Buch werden die 31 wichtigsten einheimischen Heilpflanzen ausführlich beschrieben, dabei werden nur Arzneipflanzen mit gesicherter Wirksamkeit vorgestellt. Denn nur eine seriöse Naturheilkunde ist dem Menschen und auch dem Image der Naturheilkunde dienlich.

Die Autorin berät und informiert als promovierte Apothekerin seit zwei Jahrzehnten zahlreiche Kunden.

Als unabhängige Autorin und Apothekerin fühlt sich die Verfasserin dieses Buchs nur der Gesundheit und dem Wohl der Menschen verpflichtet.

Herzlichst Ihre Apothekerin Dr. Angela Fetzner

Prolog

Die natürlichen Heilmittel, insbesondere die Heilpflanzen, waren lange Zeit das einzige Arzneireservoir für Ärzte und Apotheker und Heilpflanzen dienten zudem als wichtige Rohstoffe für die Herstellung von Medikamenten in Apotheken.

Einhergehend mit den Erfolgen der chemischen Industrie überwog zu Beginn des letzten Jahrhunderts in der pharmazeutischen Produktion erstmals die Herstellung von synthetisch hergestellten Arzneimitteln.

Trotz dieser Entwicklung gerieten die Heilkräuter niemals völlig in Vergessenheit, auch für die Herstellung synthetischer Stoffe werden häufig pflanzliche Rohstoffe als wichtige Ausgangsstoffe (etwa Mutterkornalkaloide, Opiumalkaloide) benötigt oder aber als Wirkstoffe selbst (etwa Herzglykoside) – gerade wenn die Synthese von Wirkstoffen aus Pflanzen unbekannt oder zu aufwendig ist.

Im Laufe der letzten Jahrzehnte wurden die Inhaltsstoffe der Heilkräuter durch intensive Forschung immer weiter entschlüsselt, einige altbewährte Heilpflanzen wurden aufgrund von toxischen Inhaltsstoffen verworfen, bei anderen Heilkräutern wurden jedoch gesicherte Heilwirkungen nachgewiesen.

Dazu kommen immer mehr Heilkräuter von Übersee, die nach und nach Einzug in den europäischen Arzneischatz halten.

Die Verwendung von Heilkräutern wird von vielen Menschen als der ursprüngliche und bewährte Weg zur Heilung oder Linderung von Krankheiten angesehen. Und so liegt die Beschäftigung mit Heilkräutern in den letzten Jahren nicht nur voll im Trend, sondern entspricht auch einer langen Tradition.

Immer mehr Menschen erkundigen sich bei mir als Apothekerin nach Anwendungsweise, Inhaltsstoffen, Anwendungsgebieten, Nebenwirkungen und möglichen Verfälschungen von Heilkräutern. Diese Fragen standen mir Pate bei der Überlegung, ein Buch über Heilkräuter herauszubringen.

Aber gibt es nicht schon genug Bücher über Arzneipflanzen – so lautet vielleicht Ihr Einwand? Sicherlich, es herrscht eine regelrechte Flut von Ratgebern und Büchern über Heilpflanzen auf dem Markt, oft sogar reich bebildert und aufwendig gestaltet – der Inhalt vieler Bücher entspricht jedoch leider oft keineswegs dem aktuellen Stand der Wissenschaft und unkritisch werden wahllos Beschreibungen zu Arzneipflanzen vorgenommen, die keinesfalls den Tatsachen entsprechen.

Oft werden in solchen Büchern oder in der Laienpresse volksmedizinisch genutzte Pflanzen ohne Heilwirkung oder aber althergebrachte Pflanzen, die zwar wirksam sind, aber zugleich toxische Wirkungen haben, aufgeführt.

In diesem Buch dagegen werden nur Heilkräuter mit gesicherter medizinischer Wirksamkeit vorgestellt. Hierbei wird Wert darauf gelegt, dass Arzneipflanzen für sämtliche Indikationen, d. h. für alle Krankheitsbilder, behandelt werden.

Mein Anliegen ist es, in diesem Ratgeber über die sinnvolle Anwendung von Heilkräutern zu informieren und leichtfertige Therapieempfehlungen, die keiner wissenschaftlichen Prüfung standhalten und im besten Fall wirkungslos sind, zu verwerfen und außen vor zu lassen. Denn nur eine seriöse Naturheilkunde ist dem Menschen und auch dem Image der Naturheilkunde dienlich.

Weiter werden in diesem Buch nur Heilpflanzen aus dem heimischen Arzneischatz beschrieben. Denn nicht wenige Menschen wollen ihre Heilpflanzen selber pflücken, diese anschließend fachgerecht trocknen und schließlich zu einem wohltuenden Tee zubereiten.

Dieses aktive Sammeln und Zubereiten von Heilpflanzen ist mit einem besonderen Wohlfühleffekt verbunden – und mit der Erkenntnis, selbst etwas für die Gesundheit zu tun.

Und weiter gilt auch hier der Grundsatz: Warum in die Ferne schweifen, wenn das Gute oft so nah liegt? Es gibt hierzulande zahlreiche gut untersuchte und hilfreiche Heilpflanzen, die ihren Platz in diesem Buch finden.

So werden in diesem Buch 31 imposante und wertvolle Heilpflanzen ausführlich vorgestellt – es werden hierbei jeweils das Anwendungsgebiet der Pflanze genannt, die Zubereitung des Tees oder des Umschlages für die äußerliche Anwendung, die Inhaltsstoffe, etwaige Nebenwirkungen, Gegenanzeigen und Gefahrenhinweise.

Ferner finden Sie zu jeder Heilpflanze deren Synonyme, mögliche Verfälschungen, den Standort, das Vorkommen, Blüte- und Sammelzeit, die Stammpflanze, den wissenschaftlichen Namen sowie die Zugehörigkeit zur jeweiligen Pflanzenfamilie.

Dies alles ist hierbei für jedermann gut verständlich dargestellt. Sie werden feststellen, dass für jede Pflanze meist nur eine Hauptindikation, d.h. nur ein gesichertes Anwendungsgebiet, existiert.

In der Laienpresse werden dagegen oft 20 und mehr angebliche Anwendungsgebiete für eine Pflanze genannt - Tatsächlich ist es aber so, dass jede Pflanze nur eine Hauptwirkung besitzt.

Viel Freude beim Lesen wünscht Ihnen Ihre Apothekerin Dr. Angela Fetzner

Hinweis

Bezüglich der im Folgenden gemachten Ausführungen darf der Leser darauf vertrauen, dass die Autorin große Sorgfalt darauf verwendet hat, dass die Angaben in diesem Buch dem neuesten Stand der Wissenschaft entsprechen. Die Erkenntnisse in der Medizin und Pharmazie sind jedoch niemals statisch, sondern unterliegen einem fortlaufenden Entwicklungsprozess. Alle Angaben können von daher immer nur dem aktuellen Wissensstand zum Zeitpunkt des Erscheinens des Buchs entsprechen.

Deshalb kann die Autorin für die gemachten Angaben keinerlei Verantwortung und Gewähr übernehmen.

Die Durchführung der in diesem Buch beschriebenen Therapien und Anwendungen erfolgt auf eigene Gefahr und auf eigene Verantwortung des Benutzers. Die Autorin übernimmt keine Haftung für Personen-, Sach- und Vermögensschäden aufgrund der Durchführung der hier erwähnten Anwendungen.

Auch betreffend der in diesem Buch angegebenen Dosierungen und Mengenangaben darf der Leser darauf vertrauen, dass die Autorin große Sorgfalt darauf verwendet hat, dass diese Angaben dem neuesten Stand der Wissenschaft entsprechen. Nichtsdestotrotz kann die Autorin für Angaben zu Dosierungen keine Gewähr übernehmen. Jede Dosierung erfolgt auf eigene Gefahr des Benutzers. Ich hoffe, Ihnen mit diesem notwendigen Hinweis nicht den Spaß und die Freude an diesem Buch verdorben zu haben. Aber noch immer – oder auch gerade noch immer - gilt **Paracelsus'** berühmter Spruch: *„Alle Dinge sind Gift, und nichts ist ohne Gift; allein die Dosis macht, dass ein Ding ein Gift ist."*

Angelikawurzel (Radix Angelicae, DAB)

Stammpflanze:	Angelikawurzel
Lateinischer Name:	Angelica archangelica
Familie:	Doldenblütler
	(lat. Apiaceae)
Blütezeit:	Juni-August
Sammelzeit	
(Wurzel):	Oktober

Für die Teebereitung wird ausschließlich die Wurzel der bis zu 2 m hohen mehrjährigen und nur einmal blühenden Pflanze verwendet.

Herkunft

Die Engelwurz ist mit verschiedenen Unterarten und Varietäten in Nord- und Osteuropa sowie in Sibirien und Nordamerika heimisch.
In Mitteleuropa kommt sie auf feuchten Wiesen und in Flachmooren vor, weiter an Gräben, Fluss-ufern und in Gebüschen.

Anwendungsgebiete

- Völlegefühl, Blähungen und krampfartige Magen-Darm-Beschwerden.
- Magenbeschwerden, v. a. aufgrund von mangelnder Bildung von Verdauungssäften.
- Die Angelikawurzel wird als Amarum aromaticum (Bitterstoffdroge mit ätherischem Öl) angewendet, zur Anregung der Magensaft- und Pankreassaftsekretion.
- Ferner wird sie zur Appetitanregung, als Magenmittel bei Dyspepsien (Oberbauchbeschwerden) mit mangelhafter Magensaftsekretion sowie als spasmolytisch (krampflösendes) und antimikrobiell wirkendes Karminativum (Mittel gegen Blähungen) verwendet.
- Die ganze Pflanze wird außerdem in manchen Ländern als Gemüse gegessen, vor allem in Schweden, Finnland und Grönland. Sehr gut passt ihr Aroma auch zu Rhabarber und Orangenmarmelade.
- Die jungen grünen Stängel werden in kandierter Form zur Verzierung von Kuchen verwendet.
- Angelikawurzel wird ferner in der Likör- und Zuckerindustrie als Aromatikum eingesetzt.

Gegenanzeigen

Magen- und Darmgeschwüre.

Teebereitung

Ein Teelöffel (2-4 g) Angelikawurzel wird mit heißem Wasser (ca. 150 ml) übergossen und nach etwa zehn Minuten durch einen Teesieb gegeben. Mehrmals täglich eine Tasse warmen Tee jeweils eine halbe Stunde vor den Mahlzeiten trinken.

Hinweise

Wegen des Gehaltes an photosensibilisierenden Furanocumarinen (Herabsetzung der Lichtreizschwelle der Haut) sollte während der Dauer der Anwendung auf ausgedehnte Sonnenbäder oder intensive UV-Strahlung (z. B. Solarienbesuche) verzichtet werden.

Geschmack, Geruch

Geschmack zunächst würzig-scharf und aromatisch, danach bitter und brennend.
Geruch stark würzig.

Inhaltsstoffe

- Ätherisches Öl (Terpene, v. a. Caren, Cymen, Limonen, Phellandren, Pinen usw.)
- Cumarine und Furanocumarine (Xanthotoxin, Imperatorin, Umbelliferon, Angelicin, Archangelicin, Bergapten)
- Gerbstoffe

Synonyme

Heiligenwurzel, Heiligengeistwurzel, Heiligenbitter, Erzengelwurzel, Engelwurz

Der Name Engelwurz ist darauf zurückzuführen, dass – der Legende nach – in den schlimmen Zeiten der Pest ein Engel die Angelikawurzel zur Erde sandte, um diese gefürchtete Krankheit auszurotten – was freilich nicht gelang.

Angelika wird auch als Kraut des Heiligen Geistes bezeichnet, dessen Kraft stark genug ist, um vor Dämonen zu schützen.

Verfälschungen

v. a. durch Wurzeln anderer Apiaceen (Doldenblütler), besonders Levisticum officinale (Liebstöckel), Pimpinella- (Bibernell-) Arten und Heraclum sphondylium (Wiesen-Bärenklau).

Arnikablüten (Arnica flos, DAB)

Stammpflanze: Arnika
Lateinischer Name: Arnica montana
Familie: Asteraceae (Korbblütler)
Blütezeit: Juni-Juli
Sammelzeit (Blüten): Juni-Juli

Arzneilich werden die Blüten (ohne die Deckblätter) der Arnika verwendet.
Die Arnikapflanze steht in vielen Ländern, so auch in Deutschland, unter Naturschutz.

Herkunft

Europa bis Russland.
Die Arnikapflanze wächst vorwiegend auf Gebirgswiesen, jedoch auch dort bekommt man die selten gewordene Pflanze kaum zu Gesicht. Für die Gewinnung der Arnikablüten wird die Pflanze vorwiegend angebaut.

Anwendungsgebiete

- Bei äußerlicher Anwendung schmerzlindernd, entzündungshemmend (die Bildung entzündungsauslösender Stoffe wird unterdrückt), resorptionsfördernd und antiseptisch.
- Für die Wirkung ist das Sesquiterpenlacton Helenanin verantwortlich.

Nur zur äußerlichen Anwendung bei:

- Verletzungs- und Unfallfolgen, z. B. bei Hämatomen (Blutergüssen), Distorsionen (Verstauchungen), Prellungen, Quetschungen, Verstauchungen, Schwellungen.
- Rheumatischen Muskel- und Gelenkbeschwerden.
- Furunkeln (Entzündung eines Haarbalgs und des umliegenden Gewebes).
- Oberflächenphlebitis (Venenentzündung).

Innerlich darf Arnika nur in homöopathischer Aufbereitung – z. B. bei Sportverletzungen - angewendet werden.

Gegenanzeigen

Allergie gegen Arnika bzw. allgemein gegen Korbblütler.

Eine innerliche Anwendung muss wegen der toxischen Wirkung der Sesquiterpenlactone abgelehnt werden, da es bei zu hoher Dosierung zum Tod durch Herzstillstand kommen kann.

Zubereitung

Etwa 1 bis 2 Teelöffel (2-3 g) Arnikablüten werden mit heißem Wasser (ca. 150 ml) übergossen und nach etwa 10 Minuten durch einen Teesieb gegeben.

Leinen, Zellstoff oder ähnliches Material wird mit dem Aufguss durchtränkt und auf die entsprechenden Körperpartien gelegt. Die Umschläge werden mehrmals täglich gewechselt.

Gebräuchlich sind auch die Anwendung als Salbe bzw. Tinktur (Arnikatinktur wird zur Anwendung 1:8 bzw. 1:10 verdünnt).

Die Blütenkörbchen der Arnika sind nach dem Sammeln rasch bei 40-50 °C zu trocknen, um Graufärbungen und eine übermäßige Weiterentwicklung des Haarkranzes zu vermeiden.

Der Blütenboden ist nicht selten von Bohrfliegen befallen, die schwarze, eiförmige Larven entwickeln.

Geschmack, Geruch

Geschmack leicht bitter, würzig.
Geruch schwach aromatisch.

Inhaltsstoffe

- Für die Wirkung sind v. a. Sesquiterpenlactone (v. a. Helenanin, Dihydrohelenanin) verantwortlich
- Flavonoide
- Gerbstoffe
- Cumarine
- Ätherisches Öl

Synonyme

Bergwohlverleih, Wundkraut, Wohlverleih, Wolferley, Wolfsblume, Bergwurz

Verfälschungen

Relativ häufig, da Arnika in vielen Ländern unter Naturschutz steht und daher die echte Heilpflanze nicht immer ausreichend verfügbar ist.
Die am häufigsten anzutreffende Verfälschung ist die „Mexikanische Arnika" (Heterotheca inuloides) sowie die Ringelblume (Calendula officinalis).

Baldrianwurzel (Valerianae radix, DAB)

Stammpflanze:	Echter Baldrian
Lateinischer Name:	Valeriana officinalis
Familie:	Valerianaceae
	(Baldriangewächse)
Blütezeit:	Juni-August
Sammelzeit	
(Wurzel):	August-Oktober

Arzneilich wird die Wurzel der Baldrianpflanze verwendet.

Herkunft

Heimisch in Europa und Asien.
Der Echte Baldrian besiedelt bevorzugt feuchte Standorte in schattigen Gebirgsschluchten und Ufergebüschen. Er wächst weiter in Laubwäldern, auf feuchten Wiesen, an Gräben und an Waldrändern.

Anwendungsgebiete

- Zentrale Dämpfung des Nervensystems bei Unruhe- und Erregungszuständen sowie bei Nervosität, leichteren Angst- und Spannungszuständen und Einschlafstörungen.

Gegenanzeigen

Unverträglichkeit.

Zubereitung

Ein Teelöffel (3-5 g) möglichst fein geschnittene Baldrianwurzel wird mit heißen Wasser (ca. 150 ml) übergossen und nach etwa 10 Minuten durch einen Teesieb gegeben. 2-3 mal täglich eine Tasse Tee trinken, sowie vor dem Schlafengehen.

Geschmack, Geruch

Geschmack süßlich-würzig. Charakteristischer Geruch nach Isovaleriansäure.

Inhaltsstoffe

- Valepotriate (Iridoidester)
- Ätherisches Öl (Monoterpene wie Bornylisovalerianat, Camphen, Cymol, Limonen, Pinen und Sesquiterpene).

Synonyme

Katzenwurzel (durch den intensiven Geruch werden Katzen von weither angelockt), Balderbrakkenwurzel, Ballerjan, Boldrian, Tollerjan. Der wissenschaftliche Name Valeriana stammt vom lateinischen Wort „valere" (= gesund sein) ab.

Verfälschungen

Kommen häufig vor. Wurzeln anderer Valeriana-Arten oder auch Wurzeln von Apiaceen (Doldenblütler).

 21

Besenginsterkraut

(Sarothamni scoparii herba DAC, Herba Sarothamni scoparii DAC)

Stammpflanze:	Gemeiner Besenginster
Lateinischer Name:	Cytisus scoparius
Familie:	Fabaceae (Hülsenfrüchtler)
Blütezeit:	Mai-Juni
Sammelzeit (Kraut):	Februar

Arzneilich wird das Kraut vom Gemeinen Besenginster verwendet.

Herkunft

Mittel-, Ost- und Südeuropa.
An Waldrändern, Böschungen und in lichten Wäldern anzutreffen, auf silikatreichen und kalkfreien Böden.

Anwendungsgebiete

- Zur Verbesserung von Kreislaufregulationsstörungen und bei zu niedrigem Blutdruck.
- Anwendung auch als Antiarrhythmikum, da eine gesteigerte Erregbarkeit des Reizleitungssystems im Herzen reduziert wird.
- Die Erregungsbildung am Herzen wird reduziert, der Puls wird normalisiert, ohne dabei die Regelmäßigkeit des Herzschlages zu beeinträchtigen.

Gegenanzeigen

Schwangerschaft. Bluthochdruck.

Zubereitung

Ein Teelöffel (1 g) Besenginsterkraut wird mit heißem Wasser (ca. 150 ml) übergossen und nach etwa 10 Minuten durch einen Teesieb gegeben.
3 mal täglich wird eine Tasse frisch bereiteter Tee getrunken.

Vorsicht!

Besenginster ist giftig!

Eine zu hohe Dosierung des Besenginsters kann leicht zu Vergiftungserscheinungen wie Herzrhythmusstörungen, Lähmungen, Kreislaufversagen, Bauchschmerzen und Übelkeit führen.

Empfindliche Personen können – da das Alkaloid Spartein langsam ausgeschieden wird – auch bei normalen Dosen schon mit Vergiftungserscheinungen reagieren.

Wegen des schwankenden Gehaltes an Alkaloiden wird häufig der Einsatz eines Fertigpräparates mit einem standardisierten Extrakt empfohlen.

Geschmack, Geruch

Geschmack stark bitter.

Inhaltsstoffe

- Chinolizidin-Alkaloide, vor allem Spartein, Oxospartein, dann Lupanin und 13-Hydroxylupanin
- Phenylethylaminderivate (Tyramin, Dopamin u. a.)
- Flavonoide
- Gerbstoffe
- Harzartige Stoffe

Synonyme

Ginsterkraut, Besenginster.
Der Name Besenginster geht auf die in früheren Jahrhunderten übliche Verwendung der biegsamen Zweige des Besenginsters als Ausgangsmaterial für Besen zurück (griech. Saron = Besen und thamnos = Strauch, daher auch der wissenschaftliche Name Sarothamnos scoparius).
Die Sprossen des Besenginsters dienten früher als Färbemittel.
Weitere Bezeichnungen für Besenginster sind Hasenheide und Hasenkräuterich - Hasen und Rehe knabbern gerne an den Zweigen des Besenginsters.

Verfälschungen

Bisweilen Verfälschung mit Färberginsterkraut.

Beinwellwurzel (Symphyti radix)

Stammpflanze:	Beinwell
Lateinischer Name:	Symphytum officinale
Familie:	Boraginaceae
	(Raublattgewächse)
Blütezeit:	Mai-September
Sammelzeit	
(Wurzeln):	September-November,
	März

Arzneilich wird die rübenförmige, schwarze Wurzel vom Beinwell verwendet.

Herkunft

Heimisch in ganz Europa, im Osten bis nach Sibirien reichend.

Beinwell wächst in Grasgesellschaften, auf schweren Böden und an feuchten Standorten.

Anwendungsgebiete

- Wegen des Gehaltes an toxischen Pyrrolizidinalkaloiden wird von der innerlichen Anwendung abgeraten.
- Äußerlich in Form von Umschlägen und Pasten als entzündungshemmendes Mittel bei Gelenkentzündungen, Sehnenscheidenentzündungen, Distorsionen (Verstauchungen), Kontusionen (Prellungen), Hämatomen (Blutergüssen), bei Thrombophlebitis (Blutgerinnsel im oberflächlichen Venensystem) und Phlebitis (Venenentzündung).

Gegenanzeigen

Innerliche Anwendung.

Zubereitung

Zur äußerlichen Anwendung dient eine Abkochung im Verhältnis 1:10.
Anwendung häufig auch in Form von Salben und Pasten.

Geschmack, Geruch

Geschmack schleimig, süßlich und adstringierend.

Inhaltsstoffe

- Pyrrolizidin-Alkaloide (Symphytin, Echimidin)
- Allantoin (Allantoin wirkt granulationsfördernd und schwach keratolytisch)
- Schleime
- Gerbstoffe

Synonyme

Waldwurz, Wallwurz, Schwarzwurz, Wundallheil, Beinwurzel, Beinbruchwurzel, Heilwurzel

Verfälschungen

Kommen nicht vor.

Birkenblätter (Betulae folium, DAB)

Stammpflanzen: Hängebirke
bzw. Moorbirke
Lateinische Namen: Betula pendula
bzw. Betula pubescens
Familie: Betulaceae
(Birkengewächse)
Blütezeit: April-Mai
Sammelzeit (Blätter): Mai-Juli

Arzneilich werden die Blätter der Hängebirke
und der Moor-Birke verwendet. Die Blätter der
Hängebirke sind größer als die der Moorbirke.

Herkunft

Heimisch in Europa und in Asien bis nach Japan.
Die Hängebirke findet man häufig an trockenen
Stellen von Laub- und Nadelwäldern sowie an
Waldrändern und in Heidegebieten, während
die Moorbirke feuchte Standorte auf Mooren und
Sümpfen bevorzugt.

Anwendungsgebiete

- Einsatz als Diuretikum (harntreibendes
Mittel) bei leichteren bakteriellen, krampf-
artigen und entzündlichen Erkrankungen
der ableitenden Harnwege.

Gegenanzeigen

Ödeme infolge eingeschränkter Herz- und Nierentätigkeit.

Zubereitung

2-3 g zerkleinerte Birkenblätter werden mit heißem Wasser (ca. 150 ml) übergossen und nach etwa 10 Minuten durch einen Teesieb gegeben. Mehrmals täglich wird eine Tasse frisch bereiteter Tee getrunken.

Geschmack, Geruch

Geschmack etwas bitter.
Geruch schwach aromatisch.

Inhaltsstoffe

- Flavonoide (Hpyerosid, Quercetrin, Myricetingalaktosid)
- Wenig ätherisches Öl
- Cyclische Triterpenalkohole

Synonyme

Für die Hängebirke: Rauhbirke, Weißbirke, Sandbirke.
Für die Moorbirke: Behaarte Birke, Besenbirke.

Wissenswertes

Im germanischen Volksglauben spielt die Birke eine wichtige Rolle. Schon lange vor der Eiche und der Linde wurde die Birke als heiliger Baum verehrt. Aus dieser Zeit stammt auch der Brauch, einen Maibaum aus dem Wald zu holen und diesen auf dem Dorfplatz aufzustellen. Auf diese Weise wollte man den erwachenden Frühling und die Natur ins Dorf holen. Bis zum heutigen Tag wird die Tradition des Maibaums beibehalten.

Verfälschungen

Kommen nicht vor.

Brennnesselkraut (Urticae herba)

Stammpflanze:	Große Brennnessel
Lateinischer Name:	Urtica dioica
Familie:	Urticaceae
	(Brennnesselgewächse)
Blütezeit:	Juli-September
Sammelzeit	
(Kraut, Blätter):	Mai-September

Arzneilich wird das Kraut der Großen Brennnessel verwendet.

Herkunft

Vorkommen fast ubiquitär als ausdauernde Ruderalpflanze (Ruderal wird die Pflanzenwelt von menschlich tiefgreifend überprägten Standorten – z. B. Schutthalden, Wegränder - genannt, deren Zusammensetzung nicht vom Mensch beabsichtigt wurde). Wächst auch in Auenwäldern und als Teil der Uferflora.

Anwendungsgebiete

- Zur Durchspülung bei entzündlichen Erkrankungen der ableitenden Harnwege.
- Zur Vorbeugung und Behandlung von Nierengrieß.
- Zur unterstützenden Behandlung rheumatischer Beschwerden.

Gegenanzeigen

Keine Anwendung bei Ödemen infolge eingeschränkter Herz- oder Nierentätigkeit.

Zubereitung

3-4 Teelöffel (ca. 4 g) Brennnesselkraut werden
mit heißem Wasser (ca. 150 ml) übergossen und
nach etwa zehn Minuten abgeseiht. Auf reichliche
Flüssigkeitszufuhr achten, 3-4 mal täglich eine
Tasse frisch zubereiteter Tee trinken.

Geschmack, Geruch

Nicht charakteristisch.

Inhaltsstoffe

- Flavonoide (Quercetin-, Kämpferol und
  Isorhamnetinglykoside)
- Amine in den Brennhaaren (u. a. Hista-
  min)
- Kieselsäure

Synonyme

Nesselkraut, Haarnesselkraut, Donnernettl, Hanf-
nessel, Zingel, Tissel

Verfälschungen

Blätter der weißen Taubnessel (lat. Lamium al-
bum).

Efeublätter (Hederae folium)

Stammpflanze: Efeu
Lateinischer Name: Hedera helix
Familie: Araliaceae
(Araliengewächse)
Blütezeit: September-Oktober
Sammelzeit (Blätter): März-April, August

Arzneilich werden die Blätter vom Efeu verwendet.

Herkunft

Heimisch in Mittel-, Süd- und Westeuropa. Immergrünes rankendes Gewächs, wächst in Wäldern, auf Felsen und an Mauern.

Anwendungsgebiete

- Katarrhe der Luftwege. Bronchialerkrankungen.
- Efeu wirkt aufgrund seines Gehaltes an Saponinen als Expektorans (der Auswurf von Bronchialsekret wird gefördert), Sekretolytikum (fördert die Bildung von Schleim). Ferner als Spasmolytikum (krampflösendes Mittel) bei verschleimtem Husten, bei Keuschhusten, bei spastischer Bronchitis und chronischen Katarrhen.

Gegenanzeigen

Keine bekannt.

Zubereitung

Etwa 0,5 g Efeublätter werden mit heißem Wasser (ca. 150 ml) übergossen und nach etwa 10 Minuten durch einen Teesieb gegeben.
1-3 mal täglich wird eine Tasse frisch bereiteter Tee getrunken.

Hinweis

Die ganze Pflanze ist schwach giftig, deshalb Überdosierung unbedingt vermeiden.

Geschmack, Geruch

Geschmack schleimig, etwas bitter.
Geruch eigentümlich, muffig

Inhaltsstoffe

- Saponine (Hederaglykoside, z. B. Hedera-cosid C)

Synonyme

Rankenefeu, Mauerefeu, Totenranke.
Efeu gilt als Sinnbild der Freundschaft.

Verfälschungen

Kommen praktisch nicht vor.

Eibischblätter (Althaeae folium)

Stammpflanze: Echter Eibisch
Lateinischer Name: Althaea officinalis
Familie: Malvaceae
(Malvengewächse)
Blütezeit: Juli-August
Sammelzeit (Blätter): Juli-August

Arzneilich werden die Blätter vom Echten Eibisch verwendet.

Herkunft

Heimisch in ganz Europa und Westasien.
Der Echte Eibisch kommt besonders auf salz- und kalkhaltigen Böden vor, man findet ihn aber auch auf feuchten Wiesen, im Ufergebüsch und auf Viehweiden.

Anwendungsgebiete

- Antitussivum (Hustenstiller) bei Reizhusten.
- Zur Reizlinderung bei Schleimhautentzündungen im Mund- und Rachenraum.
- Schleimhautentzündungen im Magen- und Darmbereich.

Gegenanzeigen

Keine bekannt.

Zubereitung

1 Teelöffel (1 bis 2 g) Eibischblätter wird mit heißem Wasser (ca. 150 ml) übergossen und nach etwa 10 Minuten durch einen Teesieb gegeben. Mehrmals täglich wird eine Tasse frisch bereiteter Tee getrunken.

Geschmack, Geruch

Geschmack schleimig.

Inhaltsstoffe

- Schleimstoffe (der Gehalt ist in Blättern, die kurz vor der Blüte geerntet werden, am höchsten)
- Stärke
- Zucker
- Pektin

Synonyme

Altheeblätter. Der Name Althaea stammt vom griechischen Wort „althaino" (ich heile).
Heilwurz, Hülfwurz

Verfälschungen

Sehr selten durch Blätter anderer Malvaceen-Arten.

Erdrauchkraut (Fumariae herba)

Stammpflanze:	Erdrauch
Lateinischer Name:	Fumaria officinalis
Familie:	Fumariaceae
	(Erdrauchgewächse)
Blütezeit:	Mai-Juli
Sammelzeit (Kraut):	Mai-Juli

Arzneilich wird das Kraut vom Erdrauch verwendet.

Herkunft

Heimisch in Europa und Asien.
Wächst an Wegrändern, Feldern oder auf Ödland.

Anwendungsgebiete

- Krampfartige Beschwerden im Bereich der Gallenwege, der Gallenblase und des Magen-Darm-Trakts.
- Wirkt als Cholagogum (fördert den Gallenfluss).

Gegenanzeigen

Keine bekannt.

Zubereitung

2 bis 3 g Erdrauchkraut wird mit heißem Wasser (ca. 150 ml) übergossen und nach etwa 10 Minuten durch einen Teesieb gegeben. Mehrmals täglich wird eine Tasse frisch bereiteter Tee getrunken.

Geschmack, Geruch

Geschmack etwas bitter und leicht salzig.

Inhaltsstoffe

- Alkaloide (z. B. Fumarin)
- Flavonoide
- Pflanzensäure, z. B. Fumarsäure
- Schleimstoffe

Synonyme

Ackerrautenkraut, Erdrautenkraut, Grindkraut, Taubenkerbel
Der Name Erdrauch leitet sich vom rauchigen Geruch (lat. Fumus = Rauch) der Pflanze ab, zum anderen von der rauchähnlichen Färbung der Pflanze.

Verfälschungen

Durch andere, vom Erdrauch kaum zu unterscheidende Fumaria-Arten, z. B. durch den Bleichen Erdrauch (lat. Fumaria vaillantii).

Frauenmantel (Alchemillae herba)

Stammpflanze: Gemeiner Frauenmantel
Lateinischer Name: Alchemilla vulgaris
Familie: Rosaceae
(Rosengewächse)
Blütezeit: Mai-Juli
Sammelzeit (Kraut): Mai-Juli

Arzneilich wird das Kraut vom Gemeinen Frauenmantel verwendet.

Herkunft

Verbreitet in Europa, Asien und Nordamerika. Wächst in Niederungen und auf Bergen oftmals in Wiesen- und Weidenbeständen.

Anwendungsgebiete

- Einsatz bei Durchfall und Blutungen (adstringierende Wirkung aufgrund des Gerbstoffgehalts).
- Wundheilmittel.
- Anwendung bei gynäkologischen Beschwerden wie Menorrhagie (verlängerte Monatsblutungsdauer).

Gegenanzeigen

Keine bekannt.

Zubereitung

3-4 Teelöffel (2-4 g) Frauenmantelkraut werden mit heißem Wasser (ca. 150 ml) übergossen und nach etwa 10 Minuten durch einen Teesieb gegeben.
3 mal täglich eine Tasse frisch bereiteten Tee trinken.

Geschmack, Geruch

Geschmack leicht bitter und adstringierend (aufgrund des Gerbstoffgehalts).

Inhaltsstoffe

- Gerbstoffe (Ellagitannine)

Synonyme

Marienmantel, Taumantel, Silberkraut, Tauschüsselchen, Alchemistenkraut.
Die Namen Taumantel und Tauschüsselchen ergeben sich durch die Fähigkeit des Frauenmantels, aktiv Wasser durch feine Poren am Blattrand auszuscheiden. Diese Wassertropfen ähneln Tautropfen und geben der Pflanze ihr reizvolles Aussehen.

Verfälschungen

Kommen kaum vor.

Gänsefingerkraut (Anserinae herba)

Stammpflanze: Gänsefingerkraut
Lateinischer Name: Potentilla anserina
Familie: Rosaceae
(Rosengewächse)
Blütezeit: Mai-Juli
Sammelzeit (Kraut): Mai-Juli

Arzneilich wird das Kraut vom Gänsefingerkraut verwendet.

Herkunft

In den gemäßigten Zonen weit verbreitet. Das Kraut wächst auf Dorfplätzen und an feuchten Stellen.

Anwendungsgebiete

- Aufgrund der adstringierenden Wirkung zur Unterstützung der Therapie unspezifischer, leichter und akuter Durchfallerkrankungen.
- Dysmenorrhoische Beschwerden (starke Regelbeschwerden).
- Entzündungen im Bereich der Mund- und Rachenschleimhaut.

Gegenanzeigen

Keine bekannt.

Zubereitung

1-2 Teelöffel (2-4 g) Gänsefingerkraut werden mit heißem Wasser (ca. 150 ml) übergossen und nach etwa 10 Minuten durch einen Teesieb gegeben. Mehrmals täglich eine Tasse frisch bereiteten Tee trinken.

Geschmack, Geruch

Geschmack schwach adstringierend (aufgrund des Gerbstoffgehalts).

Inhaltsstoffe

- Gerbstoffe (Ellagsäuretyp)
- Flavonoide
- Leucoanthocyanide

Synonyme

Fingerkraut, Krampfkraut, Silberblatt, Silber-kraut, Säukraut, Dreckkraut.
Da die Pflanze oft auf Gänseweiden wächst, wird sie auch Gänserich oder Gänsewiß genannt, die Bezeichnungen Silberblatt und Silberkraut rühren von den silbrigen Blättern her.
Der oft von Tierkot verunreinigte Standort brach-te der Pflanze Namen wie Säukraut und Dreck-kraut ein.

Verfälschungen

Kommen kaum vor.

 43

Goldrutenkraut (Virgaureae herba)

Stammpflanze: Gemeine Goldrute
Lateinischer Name: Solidago virgaurea
Familie: Asteraceae (Korbblütler)
Blütezeit: Juli-September
Sammelzeit (Kraut): Juli-September

Arzneilich wird das Kraut der Gemeinen Goldrute verwendet.

Herkunft

Heimisch in Europa, Asien, Nordafrika und Nordamerika. Die Goldrute gedeiht ebenso auf kalkreichen wie auf saurem Boden und ist in Deutschland von den Dünenwäldern der Ostsee bis in die Krummholzregion der Gebirge anzutreffen. Häufig findet man sie in lichten, trockenen Wäldern, Gebüschen, an Abhängen und an Straßenböschungen, auf Felsen und Mauern.

Anwendungsgebiete

- Anwendung bei entzündlichen Erkrankungen der ableitenden Harnwege, Harnsteinen und Nierengries.
- Zur Vorbeugung von Harnsteinen und Nierengrieß.

Gegenanzeigen

Ödeme infolge eingeschränkter Herz- oder Nierentätigkeit.

 44

Zubereitung

2-3 Teelöffel (2-3 g) Goldrutenkraut werden mit heißem Wasser (ca. 150 ml) übergossen und nach etwa 10 Minuten durch einen Teesieb gegeben. 3-4 mal täglich eine Tasse frisch bereiteten Tee trinken.

Geschmack, Geruch

Geschmack herb, adstringierend.

Inhaltsstoffe

- Flavonoide (Quercetin, Rutin, Isoquercetin, Kämpferol)
- Saponine
- Ätherisches Öl
- Gerbstoffe

Synonyme

Goldwundkraut, Heilwundkraut, Heidnisch Wundkraut, Schoßkraut, Edelwundkraut, Gülden Wundkraut, Machtheilkraut

Verfälschungen

Im Handel ist Echtes Goldrutenkraut kaum noch erhältlich. Meist wird als Verfälschung das Riesengoldrutenkraut (lat. Solidago giganteae herba) vertrieben.

Hagebutten (Cynosbati fructus cum semine)

Stammpflanze:	Hundsrose
Lateinischer Name:	Rosa canina
Familie:	Rosaceae
	(Rosengewächse)
Blütezeit:	Juni
Sammelzeit	
(Früchte):	Oktober

Arzneilich werden die Früchte der Hundsrose verwendet.

Herkunft

Europa, Mittel- und Vorderasien, Nordafrika.
Der Strauch kommt fast überall an Weg- und Feldrändern, auf mageren Weiden sowie in lichten Buschwäldern und an Waldrändern, besonders im Hügel- und Bergland, vor.

Anwendungsgebiete

- Vitamin-C-Mangel
- Zur Stärkung des Immunsystems

Gegenanzeigen

Keine bekannt.

Zubereitung

2-3 g zerkleinerte Hagebutten werden mit heißem Wasser (ca. 150 ml) übergossen und nach etwa 10 Minuten durch einen Teesieb gegeben.
Mehrmals täglich eine Tasse frisch bereiteten Tee trinken.

Geschmack, Geruch

Geschmack süßlich-sauer

Inhaltsstoffe

- Ascorbinsäure (Vitamin C)
- Pektine
- Gerbstoffe
- Zucker
- Fruchtsäuren
- Flavonoide

Synonyme

Hundsrose, Hiefen, Rosenbeere, Dornapfel, Arschkratzerl (Hinweis auf Juckreiz auslösende Haare), Dornrose, Hagrose, Hagebuttenstrauch, Hetscheptsch.

Der Name Hundsrose (auf Englisch dog-rose) kommt von dem angelsächsischen wort „dagge", was Dolch bedeutet und nichts mit einem Hund zu tun hat. Der Name könnte sich viel eher auf die scharfen Dornen beziehen oder auf das harte Holz der Hundsrose, aus dem man Griffe für Dolche anfertigte.

Verfälschungen

Kommen nicht vor.

Hauhechelwurzel (Ononidis radix)

Stammpflanze:	Dornige Hauhechel
Lateinischer Name:	Ononis spinosa
Familie:	Fabaceae
	(Hülsenfrüchtler)
Blütezeit:	Juni-September
Sammelzeit	
(Wurzeln):	August-November,
	März-April

Arzneilich wird die Wurzel der Dornigen Hauhechel verwendet.

Herkunft

Heimisch in Europa, Nordafrika und Westasien. Wächst auf trockenen Hängen und an Wegen, v.a. auf kalkigen Unterlagen. Die Pflanze siedelt sich aber auch auf mageren Wiesen an, auf Torfböden und in lichten Gehölzen sowie an Weg- und Ackerrändern.

Anwendungsgebiete

- Anwendung bei entzündlichen Erkrankungen der ableitenden Harnwege, bei Harnsteinen und Nierengries.
- Zur Vorbeugung von Harnsteinen und Nierengrieß.

Gegenanzeigen

Ödeme infolge eingeschränkter Herz- oder Nierentätigkeit.

Zubereitung

2-3 Teelöffel (2-3 g) Hauhechelwurzel werden mit heißem Wasser (ca. 150 ml) übergossen und nach etwa 30 Minuten durch einen Teesieb gegeben. Mehrmals täglich eine Tasse frisch bereiteten Tee trinken.

Geschmack, Geruch

Geschmack herb, kratzend

Inhaltsstoffe

- Ätherisches Öl (trans-Anethol, Carvon, Menthol)
- Flavonoide
- Isoflavone
- Saponine

Synonyme

Ochsenbrechwurzel, Harnkrautwurzel, Hechelkrautwurzel, Haudornwurzel, Heudorn, Hohachel

Verfälschungen

Sehr selten.

Heidelbeeren (Myrtilli fructus)

Stammpflanze: Heidelbeerstrauch
Lateinischer Name: Vaccinium myrtillus
Familie: Ericaceae
(Heidekrautgewächse)
Blütezeit: April-Mai
Sammelzeit
(Früchte): Juli-September

Arzneilich werden die Früchte des Heidelbeerstrauchs verwendet.

Herkunft

Verbreitet vor allem in Nord-, aber auch in Mitteleuropa.

Die Heidelbeere ist ein Bewohner saurer Böden und wächst in feuchten Wäldern auf Urgestein oder Sandböden, wo sie meist weite Flächen besiedelt. Außerdem bildet sie einen wichtigen Bestandteil der Zwergstrauchheiden und Gebüsche der höheren Gebirge sowie der Moore.

Anwendungsgebiete

- Unspezifische, akute Durchfallerkrankungen.
- Lokale Therapie leichter Entzündungen der Mund- und Rachenschleimhaut.

Gegenanzeigen

Keine bekannt.

 51

Zubereitung

Ein bis zwei Esslöffel Heidelbeeren werden mit heißem Wasser (ca. 150 ml) übergossen und nach etwa 10 Minuten durch einen Teesieb gegeben.
3-4 mal täglich eine Tasse frisch bereiteten Tee trinken.

Geschmack, Geruch

Geschmack süß-säuerlich, schwach adstringierend.

Inhaltsstoffe

- Gerbstoffe (Catechingerbstoffe)
- Anthocyane
- Flavonoide
- Fruchtsäuren (Äpfel- und Zitronensäure)
- Invertzucker
- Saccharose
- Pektin

Synonyme

Blaubeeren, Schwarzbeeren, Bickbeeren, Heedelbeere, Hällbeere, Heidel, Mehlbeer, Schwarzbeere

Verfälschungen

Selten mit Früchten der Rauschbeere (lat. Vaccinium uliginosum).

Hirtentäschelkraut (Bursae pastoris herba)

Stammpflanze: Hirtentäschel
Lateinischer Name: Capsella bursa-pastoris
Familie: Brassicacae (Kreuzblütler)
Blütezeit: April-November
Sammelzeit (Kraut): Mai-Juli

Arzneilich wird das Kraut vom Hirtentäschel verwendet.

Herkunft

Ubiquitär über die ganze Erde verbreitet.
Wächst an Äckern, Ruderalstellen und in Gärten.
Wegen seiner Anspruchslosigkeit gehört das Hirtentäschel zu den in Deutschland am weitesten verbreiteten Pflanzen. Es kommt auf allen Böden von der Küste bis zum Hochgebirge vor. Man findet es an Wegen, auf Äckern, Schutthaufen, Wiesen, an See- und Flussufern.

Anwendungsgebiete

*   Blutstillende Wirkung.
*   Innerliche Anwendung bei Dysmenorrhöen (Regelschmerzen) und Menorrhagien (verlängerte Monatsblutungsdauer).
*   Lokale Anwendung bei Nasenbluten und bei oberflächlichen, blutenden Hautverletzungen.

Gegenanzeigen

Keine bekannt.

Zubereitung

1-2 Teelöffel (2-4 g) Hirtentäschelkraut werden mit heißem Wasser (ca. 150 ml) übergossen und nach etwa 15 Minuten durch einen Teesieb gegeben.

3-4 mal täglich wird eine Tasse frisch bereiteter Tee getrunken.

Lokale Anwendung: 3-5 g Droge auf 150 ml Aufguss.

Geschmack, Geruch

Geschmack etwas scharf und bitter.

Geruch unangenehm.

Inhaltsstoffe

- Flavonoide (u. a. Rutin)
- Kalium
- Peptid mit hämostyptischer (blutstillender) Wirkung

Synonyme

Säckelkraut, Täschelkraut, Gänsekresse, Bauernsenf, Blutkraut, Beutelschneiderkraut, Taschenknieper, Geldbeutel, Kochlöffel, Hellerkraut.

Wegen der taschenähnlichen Form des Schötchens hat die Pflanze ihren Namen Hirtentäschel erhalten.

Verfälschungen

Keine bekannt.

Holunderblüten (Sambuci flos)

Stammpflanze: Schwarzer Holunder
Lateinischer Name: Sambucus nigra
Familie: Sambucacae
bzw. Caprifoliaceae
Blütezeit: Juni-August
Sammelzeit (Blüten): Juni

Arzneilich werden die Blüten vom Schwarzen Holunder verwendet.

Herkunft

Heimisch in ganz Europa, Mittel- und Westasien, Nordafrika. Wächst in Laubwäldern, im Buschwerk, an Flüssen, in Schluchten, an Hohlwegen und auf Schuttplätzen.

Anwendungsgebiete

- Erkältungen und Infektionskrankheiten, bei denen eine schweißtreibende Wirkung erwünscht ist.
- Die Empfindlichkeit der das Schwitzen regulierenden Zentren soll u. a. durch die Flavonoide erhöht werden.

Gegenanzeigen

Keine bekannt.

Nebenwirkungen

Keine bekannt.

Zubereitung

Zwei Teelöffel (3-4 g) Holunderblüten werden mit heißem Wasser (ca. 150 ml) übergossen und nach etwa 5 Minuten durch einen Teesieb gegeben. 3-4 mal täglich wird eine Tasse frisch bereiteter Tee getrunken.

Geschmack, Geruch

Geschmack schleimig und süß.

Inhaltsstoffe

- Flavonoide (Rutosid, Hyperosid, Quercetin)
- Chlorogensäure
- Ätherisches Öl von butterartiger Konsistenz
- Schleime
- Gerbstoffe

Synonyme

Hollerblüten, Zickenblüten, Holderblüten, Holler, Fliederbusch, Holderbusch, Musflieder

Verfälschungen

Kommen kaum vor.

Johanniskraut (Hyperici herba)

Stammpflanze: Johanniskraut
Lateinischer Name: Hypericum perforatum
Familie: Hyperaceae
(Hartheugewächse)
Blütezeit: Juni-August
Sammelzeit (Kraut): Juli-August

Arzneilich wird das Kraut vom Johanniskraut verwendet.

Herkunft

Europa und westliches Asien.
Die Pflanze besiedelt mit Vorliebe trockene Böden, wie in lichten Wäldern, auf Wiesen und Weiden, in Heidegebieten, besonders aber an Wegrändern, an Bahndämmen und auf Brachäckern.

Anwendungsgebiete

- Depressive Verstimmungszustände.
- Nervöse Erschöpfung, Psychovegetative Störungen, Angst und/oder nervöse Unruhe.
- Äußerlich: Ölige Johanniskrautzubereitungen zur Behandlung von scharfen und stumpfen Verletzungen, Myalgien und Verbrennungen 1. Grades.

Gegenanzeigen

Keine bekannt.

Nebenwirkungen

Photosensibilisierung, v. a. bei hellhäutigen Personen möglich, daher sind während der Anwendungsdauer Solarien, Höhensonne und ausgedehnte Sonnenbäder zu meiden.

Zubereitung

1 bis 2 Teelöffel Johanniskraut werden mit heißem Wasser (ca. 150 ml) übergossen und nach etwa 10 Minuten durch einen Teesieb gegeben.
1-2 mal täglich wird eine Tasse frisch bereiteter Tee getrunken.

Inhaltsstoffe

- Naphtodianthron-Derivate (Hypericin)
- Flavonoide (Hyperosid, Rutin)
- Hyperforin
- Catechingerbstoffe
- Ätherisches Öl

Synonyme

Tüpfelhartheu, Walpurgiskraut, Sonnwendkraut, Hexenkraut, Konradskraut, Herrgottsblut.

Hartheu: Name aufgrund der harten Stängel.

Johannisblut: Die Pflanze blüht um Johanni.

Blutkraut, Herrgottsblut, Hexenkraut, Teufelsflucht.

Der Name Hypericum perforatum ist darauf zurückzuführen, dass die frischen Blätter im durchscheinenden Licht Perforationen zeigen, die durch kugelige Sekretbehälter mit stark lichtbrechendem Lipidinhalt zustande kommen.

Ferner kommen in den Blättern und hauptsächlich in den Blütenteilen mit bloßem Auge als schwärzliche Flecken erkennbare lysigene Sekreträume vor (Hypericinbehälter). Beim Zerdrücken der frischen, gelben Blüten werden die Behälter zerstört, es tritt ein dunkelroter Farbstoff aus.

Verfälschungen

Relativ häufig durch andere Hypericum-Arten, z. B. Hypericum maculatum.

Kamillenblüten (Flores Chamomillae, DAB)

Stammpflanze: Echte Kamille
Lateinische Name: Matricaria recutita
Familie: Asteraceae (Korbblütler)
Blütezeit: Mai-Juni
Sammelzeit (Blüten): Mai-Juni

Arzneilich werden die getrockneten Blüten der Echten Kamille verwendet.

Herkunft

Europa, Nordamerika, Australien.
Wächst auf Wiesen, Äckern, Brachen, Wegen und Schutt, von der Ebene bis in die Alpentäler.

Anwendungsgebiete

- Magen- und Darmbeschwerden (Gastritis, Enteritis, Colitis, Blähungen, Krämpfe im Verdauungstrakt).
- Gastro-intestinale Spasmen und Entzündungen.
- Wirkung als Antiphlogistikum (entzündungshemmendes Mittel), Spasmolytikum (krampflösendes Mittel), Karminativum (Mittel gegen Blähungen) und Stomachikum (Magenmittel).
- Ulkusprotektive (schützt vor Magengeschwür), bakterizide und fungizide Wirkung.
- Menstruationsbeschwerden.
- Äußerlich bei Haut- und Schleimhauterkrankungen, bei Entzündungen und Katarrhen im Nasen-Rachenraum und in den Bronchien (Dampf-Inhalationen), im Mund (Spülungen) sowie bei Erythemen der Haut (Umschläge, Bäder, Salbenauflagen) und Erkrankungen im Anal- und Genitalbereich (Bäder).

Gegenanzeigen

Keine bekannt.

Zubereitung

Ein Teelöffel (ca. 3 g) Kamillenblüten wird mit heißem Wasser (ca. 150 ml) übergossen und nach etwa 10 Minuten durch einen Teesieb gegeben. 3-4 mal täglich wird eine Tasse frisch bereiteter Tee getrunken.

Geschmack, Geruch

Aromatischer und schwach bitterer Geschmack. Aromatischer, charakteristischer Geruch.

Inhaltsstoffe

* Blau oder blaugrün gefärbtes ätherisches Öl (Sesquiterpene, z. B. Bisobolol und Chamazulen)
* Cumarine (Umbelliferon, Herniarin)
* Flavone und Flavonole
* Schleimstoffe

Synonyme

Kleine Kamille, Deutsche Kamille, Feldkamille, Kamelle, Apfelkraut, Moderkrud, Kühmelle

Verfälschungen

Geruchlose Kamille (lat. Matricaria perforata)
Strahlenlose Kamille (lat. Chamomilla suaveolens)
Ackerhundskamille (lat. Anthemis arvensis)
Stink-Hundskamille (lat. Anthemis cotula)
Mutterkraut (lat. Tanacetum parthenium)

Lindenblüten (Tiliae flos, DAB)

Stammpflanzen: Winterlinde und Sommerlinde
Lateinische Name: Tilia cordata und Tilia platyphyllos
Familie: Tiliaceae
Blütezeit: Juni-Juli
Sammelzeit (Blüten): Juni-Juli

Arzneilich werden die Blüten der Winterlinde und der Sommerlinde verwendet.

Herkunft

Heimisch in ganz Europa.

Linden wachsen meist verstreut in Laub- und Nadelholzmischwäldern, selten in reinen Beständen, von der Ebene bis in die Bergwaldstufe.

Die Winterlinde wächst in geschützten Bergladen in der Ebene, die Sommerlinde ist weniger anspruchsvoll.

Anwendungsgebiete

- Milderung des Hustenreizes bei trockenen Katarrhen der Atemwege.
- Fieberhafte Erkältungen und Infektionskrankheiten, bei denen eine Schwitzkur erwünscht ist.

Gegenanzeigen

Keine bekannt.

Zubereitung

1 bis 2 Teelöffel (ca. 2-4 g) Lindenblüten werden mit heißem Wasser (ca. 150 ml) übergossen und nach etwa 5 Minuten durch einen Teesieb gegeben. Mehrmals täglich wird eine Tasse frisch bereiteter Tee getrunken. Übrigens wurde **Marcel Proust** durch den Geschmack von Lindentee so sehr an seine Kindheit erinnert, dass dieser ihn zu seinem Buch *„Auf der Suche nach der verlorenen Zeit"* inspirierte.

Geschmack, Geruch

Geschmack leicht süß, schleimig.
Geruch süßlich.

Inhaltsstoffe

- Flavonoide (Rutin, Hyperosid, Quercitrin, Isoquercitrin)
- Ätherisches Öl
- Gerbstoffe
- Schleimstoffe

Synonyme

Für die Winterlinde: Steinlinde, Waldlinde, Bastbaum

Für die Sommerlinde: Graslinde, Frühlinde

Verfälschungen

Häufig, v. a. mit Blüten der Silberlinde (lat. Tilia argentea).

Löwenzahnkraut (Taraxaci herba)

Stammpflanze: Löwenzahn
Lateinischer Name: Taraxacum officinale
Familie: Cichoriaceae
(Korbblütengewächse)
Blütezeit: April-Oktober
Sammelzeit (Kraut): März-April

Arzneilich wird das Kraut vom Löwenzahn verwendet.

Herkunft

Heimisch auf der gesamten nördlichen Halbkugel.
Wächst auf allen Böden vom Flachland bis ins Hochgebirge auf Wiesen, Feldern, Triften und in lichten Wäldern.

Anwendungsgebiete

- Bei Störungen des Galleflusses als mild wirkendes Choleretikum (Vermehrte Sekretion von Galle).
- Zur Anregung der Diurese (Harnausscheidung).
- Bei Appetitlosigkeit als Amarum (Bittermittel) und bei dyspeptischen Beschwerden (Verdauungsstörungen im Oberbauch, wie Völlegefühl nach dem Essen, frühes Sättigungsgefühl, Oberbauchschmerzen, Unwohlsein und Magenschmerzen).
- Zur Förderung der Fettverdauung und als Adjuvans (unterstützendes Mittel) bei Hepatopathien (Leberkrankheiten).
- Löwenzahn wird auch als Salat gegessen oder wie Spinat gekocht.

Gegenanzeigen

Verschluss der Gallenwege. Darmverschluss (Ileus.)

Nebenwirkungen

Wie bei allen bitterstoffhaltigen Heilkräutern können Magenbeschwerden auftreten.

Zubereitung

Ca. 3 g Löwenzahnkraut wird mit heißem Wasser (ca. 150 ml) übergossen und nach etwa 10 Minuten durch einen Teesieb gegeben. 3-4 mal täglich wird eine Tasse frisch bereiteter Tee getrunken.

Geschmack, Geruch

Geschmack etwas bitter.
Geruch schwach.

Inhaltsstoffe

- Bitterstoffe
- Kieselsäure
- Vitamin C

Synonyme

Kuhblumenkraut, Butterblumenkraut, Kettenblumenkraut, Ackerzichorienkraut, Seicherwurzel, Pfaffendistelkraut, Eierpunsch, Bettpisser, Bettschisser, Milchbusch, Dotterbusch, Saublume, Dotterbusch, Pusteblume, Hundeblume

Verfälschungen

Selten.

Primelwurzel (Primulae radix, DAB)

Stammpflanzen: Schlüsselblume und
Hohe Schlüsselblume

Lateinische Name: Primula veris
(=Primula officinalis) und
Primula elatior

Familie: Primulaceae
(Primelgewächse)

Blütezeit: April-Mai

**Sammelzeit
(Wurzeln):**   Oktober, März

Arzneilich werden die Wurzeln der Schlüsselblume und der Hohen Schlüsselblume verwendet.

Herkunft

Europa, Zentral- und Vorderasien.
Kalkliebend, wächst auf Halbtrockenrasen, Wiesen, an Böschungen, auf Weiden und in Wäldern.

Anwendungsgebiete

- Bronchitis, Katarrhe der Atemwege, Verschleimungen der Bronchien.

- Aufgrund des Gehaltes an Saponinen wirkt die Primelwurzel als sekretomotorisches (verstärkt den Abtransport von Schleim) und sekretolytisches (fördert die Bildung von Schleim) Expektorans (der Auswurf von Bronchialsekret wird gefördert).

Gegenanzeigen

Keine bekannt.

Nebenwirkungen

In seltenen Fällen Übelkeit und Magenbeschwerden.

Zubereitung

0,2-0,5 g Primelwurzel werden mit kaltem Wasser angesetzt, zum Sieden erhitzt und 5 Minuten lang stehen gelassen. Anschließend abseihen.
Mehrmals täglich eine Tasse Tee trinken.

Geschmack, Geruch

Geschmack kratzend.

Inhaltsstoffe

- Triterpensaponine
- Glykoside

Synonyme

Schlüsselblume, St.-Peter-Schlüssel, Himmelsschlüssel, Eierkuchen, Fastenblume, Frauenblume.

Der Name Schlüsselblume rührt daher, da die schmalen, langen Blüten nebeneinander stehen wie ein Schlüsselbund, der den Schlüsselbund des Petrus symbolisiert.

Verfälschungen

Selten. Als Verfälschung kommen die Wurzeln von Vincetoxicum hirundaria (Schwalbenwurz) in Betracht, die jedoch toxische Steroidglykoside enthalten.

Ringelblumen (Calendulae flos)

Stammpflanze: Ringelblume
Lateinischer Name: Calendula officinalis
Familie: Asteraceae (Korbblütler)
Blütezeit: Juni-September
Sammelzeit (Blüten): Juli-September

Arzneilich werden die Blüten der Ringelblume verwendet.

Herkunft

Mittel-, Ost- und Südeuropa.

Anwendungsgebiete

- Schlecht heilende Wunden (z. B. Ulcus cruris = Unterschenkelgeschwür), die Bildung von neuem Gewebe wird hierbei gefördert.
- Innerliche Anwendung bei Entzündungen der Mund- und Rachenschleimhaut.

Gegenanzeigen

Keine bekannt.

Zubereitung

1-2 Teelöffel (2-3 g) Ringelblumenblüten werden mit heißem Wasser (ca. 150 ml) übergossen und nach etwa 10 Minuten durch einen Teesieb gegeben.

Bei Mund- und Rachenentzündungen mit der Lösung gurgeln, zur Behandlung von Wunden wird Leinen oder ähnliches Material mit dem Tee durchtränkt und auf die Wunden gelegt. Die Umschläge werden mehrmals täglich gewechselt.

Geschmack, Geruch

Geschmack etwas bitter.

Inhaltsstoffe

- Ätherisches Öl
- Flavonoide

Synonyme

Goldblume, Sonnwendblume, Totenblume, Ringelrose, Ringnelke.

Verfälschungen

Kommen nicht vor.

Schachtelhalmkraut (Equiseti herba, DAB)

Stammpflanze: Acker-Schachtelhalm
Lateinischer Name: Equisetum arvense
Familie: Equisetaceae
(Schachtelhalme)
Sporenreife: März-April
Sammelzeit (Kraut): Juni-September

Arzneilich wird das Kraut vom Acker-Schachtelhalm verwendet.

Herkunft

Heimisch in den gemäßigten Zonen der nördlichen Erdhalbkugel.

Der Ackerschachtelhalm tritt häufig auf Äckern, an Wegrändern und in Gebüschen auf. Er wächst vom Tiefland bis in alpine Regionen (2500 m).

Der Schachtelhalm gehört zu der einzigen überlebenden Familie und Gattung einer Pflanzenordnung, die fossil bis in die Karbon-Zeit, d. h. bis 390 Millionen Jahre, zurückverfolgt werden kann. Zu der Zeit war die Erde bedeckt mit Wäldern von Schachtelhalmen. Sie sind eng mit den Farnen verwandt und tragen keine Blüten.

Anwendungsgebiete

- Zur Durchspülung bei bakteriellen und entzündlichen Erkrankungen der ableitenden Harnwege und bei Nierenbeckenentzündung.
- Äußerliche Anwendung bei schlecht heilenden Wunden.

Gegenanzeigen

Keine Durchspülungstherapie bei Ödemen infolge eingeschränkter Herz- oder Nierentätigkeit.

Zubereitung

Zwei bis drei Teelöffel (2-4 g) Schachtelhalmkraut werden mit heißem Wasser (ca. 150 ml) übergossen und nach etwa 10 Minuten durch einen Teesieb gegeben.
3-4 mal täglich wird eine Tasse frisch bereiteter Tee getrunken.

Geschmack, Geruch

Geschmacklos; knirscht aufgrund des Gehaltes an Kieselsäure beim Kauen zwischen den Zähnen.

Inhaltsstoffe

- Kieselsäure
- Kaliumsalze
- Flavonoide (Quercetin, Kämpferol)

Synonyme

Zinnkraut, Scheuerkraut, Kannenkraut (Weil mit den harten Schachtelhalmen aufgrund deren Gehaltes an Kieselsäure besonders Zinn geputzt wurde, nannte man den Schachtelhalm auch Zinn-, Kannen- und Scheuerkraut).

Tannenkraut, Pferdeschwanzkraut

Schafthalm (Name aufgrund der schaftartigen Stängelglieder).

Der lateinische Namen Equisetum stammt von „equus" (lat. Pferd) und „saeta" (lat. Borste), weil die Zweige des Schachtelhalms hart wie Pferdeborsten sind.

Verfälschungen

Kommen häufig vor. Verfälschungen meist durch andere Equisetum-Arten, z. B. durch den Sumpf-Schachtelhalm (lat. Equisetum palustre).

Schafgarbenkraut (Millefolii herba)

Stammpflanze:	Gemeine Schafgarbe
Lateinischer Name:	Achillea millefolium
Familie:	Asteraceae (Korbblütler)
Blütezeit:	Mai-August
Sammelzeit (Kraut):	Mai-August

Arzneilich wird das Kraut der Gemeinen Schafgarbe verwendet.

Herkunft

Heimisch in Europa, Nordasien und Nordamerika. Wächst verbreitet auf Rainen, Wiesen und auf trockenen Hängen, auch im Wald.

Anwendungsgebiete

- Innerliche und äußerliche Anwendungsgebiete stimmen weitgehend mit denen der Kamillenblüten überein.
- Anwendung bei Magen-Darm- und Galle-Beschwerden wie Entzündungen, Krämpfen, Blähungen, Durchfall.
- Zur Appetitanregung.
- Antiphlogistikum (entzündungshemmendes Mittel), Spasmolytikum (krampflösendes Mittel), Stomachikum (Magenmittel), Karminativum (Mittel gegen Blähungen) und Cholagogum (Förderung der Gallesekretion).
- Äußerlich bei Haut- und Schleimhauterkrankungen.

Gegenanzeigen

Überempfindlichkeit gegenüber Korbblütlern.

Zubereitung

Ein Teelöffel (2 g) Schafgarbenkraut wird mit heißem Wasser (ca. 150 ml) übergossen und nach etwa 10 Minuten durch einen Teesieb gegeben.
3-4 mal täglich wird eine Tasse frisch bereiteter Tee getrunken.

Geschmack, Geruch

Geschmack stark bitter.

Inhaltsstoffe

- Ätherisches Öl
- Luteolin-O-glykoside

Synonyme

Achilleskraut, Bauchwehkraut, Schafrippenkraut, Feldgarbenkraut, Jungfrauenkraut, Grundheil, Katzenkraut

Der Name Schafgarbe ist darauf zurückzuführen, dass Schafe sich oft in der Schafgarbe wälzen, um Wunden zu heilen oder auch die Schafgarbe fressen, um den Verdauungstrakt zu aktivieren.

Verfälschungen

Kommen kaum vor.

Spitzwegerichblätter (Plantaginis lanceolatae folium, DAB)

Stammpflanze: Spitzwegerich
Lateinischer Name: Plantago lanceolata
Familie: Plantaginaceae
(Wegerichgewächse)
Blütezeit: Mai-September
Sammelzeit (Blätter): Juni-September

Arzneilich werden die Blätter vom Spitzwegerich verwendet.

Herkunft

Gesamtes Europa, Nord- und Mittelasien.
Wächst häufig an Feldrändern, Wiesen, Weiden und an Wegen.

Anwendungsgebiete

- Katarrhe der Luftwege (Reizlinderung durch im Spitzwegerich enthaltene Schleimstoffe).
- Entzündungen des Mund- und Rachenraums.

Gegenanzeigen

Keine bekannt.

Zubereitung

Zwei Teelöffel (2-4 g) Spitzwegerichblätter werden mit heißem Wasser (ca. 150 ml) übergossen und nach etwa 10 Minuten durch einen Teesieb gegeben.
3-4 mal täglich wird eine Tasse frisch bereiteter Tee getrunken.

Geschmack, Geruch

Geschmack schleimig, etwas bitter.

Inhaltsstoffe

- Iridoidglykoside (u. a. Aucubin, Catalpol)
- Schleimstoffe
- Gerbstoffe

Synonyme

Heilwegerich, Wundwegerich, Siebenrippe, Aderblatt (wegen der sichtbaren Blattrippen).
Der botanische Name Plantago stammt vom lateinischen Wort „planta" (Fußsohle), weil der Spitzwegerich am Weg wächst.

Verfälschungen

Kommen praktisch nicht vor.

Tausendgüldenkraut (Centaurii herba, DAB)

Stammpflanze: Tausendgüldenkraut
Lateinischer Name: Centaurium millefolium
Familie: Gentianaceae
(Enziangewächse)
Blütezeit: Juni-Juli
Sammelzeit (Kraut): Juni-August

Arzneilich wird das Kraut des Tausendgülden-
krauts verwendet.

Herkunft

Zerstreut bis verbreitet in Europa, Nordamerika,
Nordafrika und Westasien.

Das weitverbreitete Tausendgüldenkraut wächst
auf sonnigen Hängen, Kahlschlägen, dürren,
warmen Grasplätzen, in lichten Gebüschen, in
Waldlichtungen, auf Wiesen, an Feldrändern, auf
Äckern und in Dünentälern.

Anwendungsgebiete

- Zur Appetitanregung.
- Bei dyspeptischen Beschwerden (Oberbauchbeschwerden).
- Tausendgüldenkraut ist ein reines Bittermittel (lat. Amarum purum) zur Anregung des Appetits, zur Erhöhung der Magensaftsekretion, besonders bei chronisch-dyspeptischen Zuständen.
- Tausendgüldenkraut ist schwächer wirksam als der aus der gleichen Pflanzenfamilie stammende Enzian.

Gegenanzeigen

Magengeschwüre.

Zubereitung

1-2 Teelöffel (2-3 g) Tausendgüldenkraut werden mit heißem Wasser (ca. 150 ml) übergossen und nach etwa 10 Minuten durch einen Teesieb gegeben.

Eine Tasse frisch bereiteter Tee wird jeweils eine halbe Stunde vor den Mahlzeiten getrunken.

Geschmack, Geruch

Geschmack stark bitter

Inhaltsstoffe

Intensiv bitter schmeckende Secoiridoidglykoside (Centapikrin, Swertiamarin, Swerosid)

Synonyme

Fieberkraut, Bitterkraut, Erdgallenkraut, Roter Aurin, Gallkraut, Biefer-(Fieber-)Kraut, Wundkraut.

Verfälschungen

Selten Verfälschungen mit anderen Centaurium-Arten.

Weidenröschenkraut (Epilobii herba)

Stammpflanze: Kleinblütiges
Weidenröschen
Lateinische Name: Epilobium parviflorum
Familie: Oenotheraceae
(Nachtkerzengewächse)
Blütezeit: Juni-August
Sammelzeit (Kraut): Juli-September

Arzneilich verwendet wird das Kraut des Kleinblütigen Weidenröschen.

Herkunft

Europa.
Als Standort bevorzugt das Weidenröschen Kahlschläge, Ufer, Böschungen, Fels- und Blockschutt.

Anwendungsgebiete

- Benignes Prostata-Adenom und damit einhergehende Miktionsbeschwerden.

Gegenanzeigen

Keine bekannt.

Zubereitung

Ein Teelöffel (1,5-2 g) Weidenröschenkraut wird mit heißem Wasser (ca. 150 ml) übergossen und nach etwa 10 Minuten durch einen Teesieb gegeben.
3-4 mal täglich wird eine Tasse frisch bereiteter Tee getrunken.

Geschmack, Geruch

Geschmack etwas bitter und adstringierend.

Inhaltsstoffe

- Flavonoide (Derivate des Kämpferols und Quercetins)

Synonyme

Keine

Verfälschungen

Kraut vom großblütigen Weidenröschen.

Weißdornblätter mit Blüten (Crataegi folium cum flore, DAB)

Stammpflanzen:	Zweigriffeliger Weißdorn und Eingriffeliger Weißdorn
Lateinische Namen:	Crataegus laevigata (= Crataegus oxycantha) und Crataegus monogyna
Familie:	Rosaceae (Rosengewächse)
Blütezeit:	Mai-Juni
Sammelzeit (Blüten, Blätter):	Mai-Juni

Arzneilich werden die Weißdornblätter mit Blüten vom Zweigriffeligen Weißdorn und vom Eingriffeligen Weißdorn verwendet.

Herkunft

Heimisch in ganz Europa.
Kommt häufig von der Ebene bis in Gebirgslagen auf vorwiegend trockenem Boden vor. Besonders üppig gedeiht Weißdorn auf schwerem Lehmboden. Er ist in Laub- und Kiefernwäldern, lichten Gebüschen und Hecken zu finden.

Anwendungsgebiete

- Beginnende Herzinsuffizienz.
- Nachlassende Leistungsfähigkeit des Herzens entsprechend den Stadien I und II der New York Heart Association.
- Leichte Formen von bradykarden Herzrhythmusstörungen (bezeichnet einen langsamen Herzschlag mit unter 60 Schlägen pro Minute).
- Die Wirkung beruht auf einer verbesserten Durchblutung des Myokards (Herzmuskels) und der Koronargefäße, die Sauerstoffversorgung zum Herzen hin wird unterstützt.

Gegenanzeigen

Nicht bekannt.

Zubereitung

Ein Teelöffel (1-1,5 g) Weißdornblätter mit Blüten wird mit heißem Wasser (ca. 150 ml) übergossen und nach etwa 10 Minuten durch einen Teesieb gegeben.
3-4 mal täglich wird eine Tasse frisch bereiteter Tee getrunken.

Geschmack, Geruch

Geschmack süßlich, zugleich bitter und adstringierend.
Schwacher Geruch.

 89

Inhaltsstoffe

- Oligomere Procyanidine
- Flavonoide (Quercitrin, Hyperosid, Rutin, Vitexin)
- Catechine
- Chlorogensäure
- Amine
- Purinverbindungen (Adenosin, Adenin)

Synonyme

Hagedorn, Mehldorn, Weißheckdorn, Haynerholz, Mehlbaum, Mehlbeerbusch, Mehlfäßchen.

Der wissenschaftliche Namen Crataegus stammt vom griechischen Wort „krataigos" = stark ab, das harte Holz des Weißdorns wurde als Waffe verwendet.

Die Bezeichnung Mehlfäßchen leitet sich von den mehligen Früchten des Weißdorns ab.

Verfälschungen

Blüten und Blätter von Robinia pseudoacacia (Robinie), Prunus - und Sorbus- (Mehlbeeren-) Arten.

Wollblumen (Verbasci flos)

Stammpflanzen:	Großblumige Königskerze und Gemeine Königskerze
Lateinische Namen:	Verbascum densiflorum und Verbascum phlomoides
Familie:	Scrophulariaceae (Rachenblütler)
Blütezeit:	Juni-September
Sammelzeit (Blüten):	Juni-September

Arzneilich werden die Blüten der Großblumigen Königskerze und von der Gemeinen Königskerze verwendet.

Herkunft

Heimisch in Mittel-, Ost- und Südeuropa, Kleinasien, Nordafrika und Äthiopien.
Wächst an sonnigen Hängen, auf Ödland, Flussschotter und auf Felsen.

Anwendungsgebiete

- Bei Husten, wobei sich die reizmildernde Wirkung der Schleime und die expektorierende Wirkung der Saponine ergänzen.

Gegenanzeigen

Nicht bekannt.

Zubereitung

1,5-2 g Wollblumen werden mit heißem Wasser (ca. 150 ml) übergossen und nach etwa 10 Minuten durch einen Teesieb gegeben.
3-4 mal täglich wird eine Tasse frisch bereiteter Tee getrunken.

Geschmack, Geruch

Geschmack süß und schleimig.
Geruch nach Honig.

Inhaltsstoffe

- Schleimstoffe
- Iridoide
- Saponine
- Flavonoide

Synonyme

Königskerzenblumen, Wollkrautsblumen, Himmelbrandstee, Windblumen, Fackelblume, Himmelskerze, Wetterkerze.

Verfälschungen

Kommen kaum vor.

Zur Autorin

Dr. Angela Raab geb. Fetzner, geboren in Bad Kissingen, ebenda auch aufgewachsen.

Studium der Pharmazie in Würzburg, anschließend Approbation zur Apothekerin. Aufbaustudium der Pharmaziegeschichte in Marburg, Abschluss als Pharmaziehistorikerin.

Dort auch Promotion zum Dr. rer. nat.

Seit 1996 bis dato Arbeit in öffentlichen Apotheken und Krankenhausapotheken in ganz Deutschland sowie der Schweiz. Daneben Seminartätigkeit im In- und Ausland.

Von 2012-2018 Veröffentlichung von mehr als 50 Ratgebern und Fachbüchern v. a. zu verschiedenen Gesundheitsthemen, die Hunderttausende von Lesern begeistern.

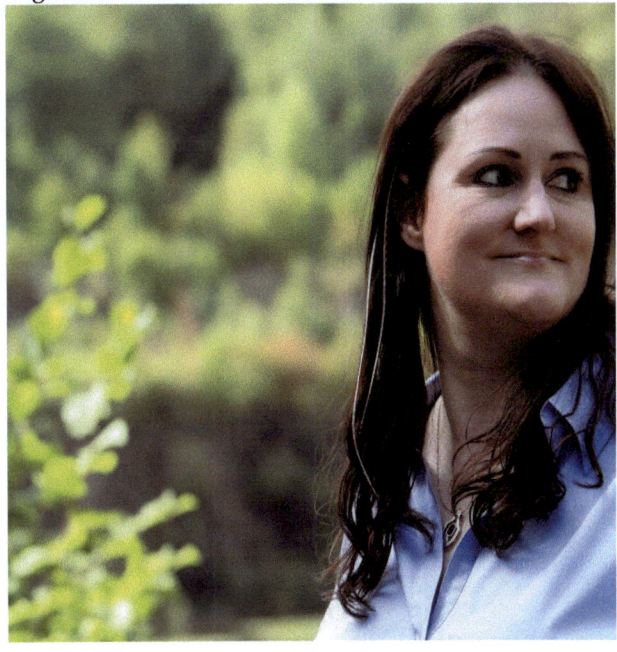

Ein herzliches Dankeschön

- an dieser Stelle an alle werten Leserinnen und Lesern. Lob, Kritik oder Anregungen können Sie mir gerne auf meiner Facebook-Seite https://www.facebook.com/AngelaFetzner oder auf meiner Autorenhomepage mitteilen: http://www.angela-fetzner.de

Bücher von Dr. Angela Fetzner

Finden Sie alle auf der Autorenhomepage: http://www.angela-fetzner.de

Auf meiner Homepage finden Sie nicht nur alle meine Bücher und E-Books. Darüber hinaus möchte ich meinen Leserinnen und Lesern auch einen besonderen Service bieten. So stelle ich auf meiner Homepage regelmäßig Onlinelesungen von mir ein, weiter schreibe ich Blogartikel zu verschiedenen Themen sowie Rezensionen zu diversen Büchern.

Hier können Sie sich auch für meinen Newsletter anmelden, um regelmäßig Informationen über neue Bücher, Preisaktionen, Verlosungen und Gesundheitstipps zu erhalten.

Außerdem finden Sie meine E-Books in allen führenden Online Shops und die Druckbücher im Versand- und Standardbuchhandel.

Sie finden mich auch in den sozialen Netzwerken: **Facebook, Twitter, Instagram und Youtube.**

https://angela-fetzner.de/___/

 94

Leseprobe - Schwedenbitter – Gottes Wundertrank oder Teufels Elixier?

„In bunten Bildern wenig Klarheit, viel Irrtum und ein Fünkchen Wahrheit, so wird der beste Trank gebraut, der alle Welt erquickt und auferbaut."

(Johann Wolfgang von Goethe)

Prolog

Schwedenbitter ist die alkoholische Zubereitung aus einer Mischung bestimmter pflanzli-
cher Kräuter, der sogenannten Schwedenkräuter.
Schwedenbitter ist ein typisches Beispiel für ein
angebliches Wundermittel, das gegen fast alle
Beschwerden und Krankheiten helfen soll. Ist
Schwedenbitter nun tatsächlich ein Allheilmittel
oder vielmehr ein Elixier des Teufels? Dieser bri-
santen Frage geht Apothekerin Dr. Angela Fetzner in ihrem Buch ausführlich nach.

Die Autorin berät und informiert als promovier-
te Apothekerin seit zwei Jahrzehnten zahlreiche
Kunden. Dabei hat sie ein ständig wachsendes
Interesse ihrer Kunden an Naturheilmitteln wie
Heilkräutern festgestellt. Ihr Anliegen ist es, in
diesem Ratgeber über die sinnvolle Anwendung
von Heilkräutern zu informieren und leichtfertige
Therapieempfehlungen, die keiner wissenschaftlichen Prüfung standhalten und im besten Fall
wirkungslos sind, zu entlarven. Nur eine seriöse
Naturheilkunde ist dem Menschen und auch dem
Image der Naturheilkunde dienlich. Als unab-
hängige Autorin und Apothekerin fühlt sich die
Verfasserin dieses Buchs nur der Gesundheit und
dem Wohl der Menschen verpflichtet.

Herzlichst Ihre Apothekerin Dr. Angela Fetzner

Als ich ein Kind war...

Ich erinnere mich noch haargenau, als ich das erste Mal auf Maria Trebens Buch „Gesundheit aus der Apotheke Gottes" gestoßen bin - es war Anfang der Achtziger Jahre, das Büchlein lag auf dem Nachtschränkchen meiner Mutter.

Eifrig begann ich, in dem Buch zu blättern, las darin von ausweglosen und gefährlichen Krankheiten, die allesamt mit Hilfe von Heilkräutern kuriert wurden.

Schwerkranke und vom Arzt längst abgeschriebene Menschen genesen dort auf wundersame Weise, alles scheint wunderbar und doch so einfach – für jede Krankheit ist ein Kraut gewachsen, man muss nur das entsprechende, das richtige Heilkraut anwenden.

Und schon geschehen Wunder, wie man sie sonst nur von der Bibel her kennt – beispielsweise wird eine verkrüppelte Frau nicht nur in der Bibel durch Jesus geheilt, sondern eine solche auch von Maria Treben in ihrem Buch „Gesundheit aus der Apotheke Gottes".

Heilkräuter, die schon seit Jahrtausenden auf dieser Erde wachsen und gedeihen, nun allesamt von Maria Treben neu entdeckt - und diese Heilkräuter warten nur darauf, Wunder vollbringen zu dürfen und ihrem eigentlichen Zweck und ihrer ursprünglichen Verwendung zugeführt zu werden.

Heilkräuter, die alles Leid und jede Krankheit aus der Welt schaffen.

Heilkräuter, die von Gott geschaffen wurden und von diesem in die Obhut Maria Trebens gegeben wurden, um der leidenden Menschheit Hilfe und Heilung zu bringen.

Die glänzende Hauptrolle spielen jedoch die Schwedenkräuter in Maria Trebens Roman – Roman? Oh, jetzt habe ich mich aber gründlich vertippt, ich meine natürlich nicht Roman, sondern Ratgeber und Erfahrungsbericht – und hier spielen sie, die Heilkräuter, ihre Rolle vortrefflich.

Denn es gibt keine Krankheit und kein Leiden, bei welchem diese nicht zu helfen und zu heilen vermögen.

Ein paar unscheinbare Kräuter, die versetzt mit Alkohol zur Höchstform auflaufen - sie durchbrechen den Teufelskreis jeder Krankheit und wirken selbst dann noch, wenn Kranke schon dem Tode geweiht sind oder zumindest so scheinen.

Alle anderen Heilmittel und vor allem die chemischen Medikamente – weg damit, ihnen kommt allenfalls noch eine Neben- oder Statistenrolle zu.

Kein Medikament kann es schließlich mit den Schwedenkräutern aufnehmen und diesen das Wasser reichen.

Und so las ich weiter, ganz in Gedanken versunken, von den schönen Schwedenkräutern, und wähnte mich dabei ganz in einem Märchenbuch – so nämlich klangen die Geschichten. Ja, ist Maria Trebens Buch denn ein Märchenbuch und ist diese eine Art Schwester Grimm oder beruhen deren Erzählungen auf wahren Begebenheiten – so fragen Sie vielleicht.

Hinterfragt habe ich Maria Trebens Erzählungen nicht, wenigstens nicht zu dieser Zeit.

Ich war ein Kind, damals, und dieses Kind las liebend gerne Märchen und wollte auch an diese glauben.

Denn wie jedes Kind vergrub ich mich mitunter gerne in einer Märchenwelt, stundenlang, ohne Gefühl für Raum und Zeit, und nur ungern ließ ich mich aus dieser Wunderwelt wecken oder herausholen.

Mit dem Wissen wachsen die Zweifel...

Und was war nachher, als ich erwachsen wurde? Das kritische Urteilsvermögen kam irgendwann, mit den Jahren.

Denn im Laufe des Lebens wird man nicht nur älter, sondern der Geist reift, geradezu wie ein guter Wein, der mit den Jahren besser und wertvoller wird.

Mit den Erfahrungen und dem Wissen, das man mit der Zeit erwirbt, wird man kritischer, hinterfragt vieles, glaubt weniges und nimmt nicht mehr alles für bare Münze.

Was die Lehre der Heilkräuter und Pflanzen betrifft – um wieder zum eigentlichen Thema zurückzukehren - kam mir natürlich mein Studium der Pharmazie zugute, in dem unter anderem alle Inhaltsstoffe und Wirkungen der Heilpflanzen ausführlichst gelehrt wurden.

Ich beim Mischen der Schwedenkräuter in der Apotheke...

Aber lassen Sie mich noch einmal einen kleinen Schritt zurück in die jüngere Vergangenheit machen:

In natura begegneten mir die Schwedenkräuter das erste Mal – ich weiß es noch wie heute – als ich ein junges Mädchen war, noch keine 20.

Während eines Praktikums in der Apotheke, zu Beginn meines Pharmaziestudiums, erhielt ich die Aufgabe, Schwedenkräuter nach Maria Treben herzustellen.

Als Schwedenkräuter wird eine bestimmte Kombination verschiedener Heilkräuter bezeichnet – dazu aber später mehr.

Ich erinnere mich, wie ich alle Bestandteile, die ich für die Herstellung benötigte, – die entsprechenden Bestandteile waren in schönen alten Blechdosen alphabetisch, natürlich mit dem jeweiligen lateinischen Namen versehen, schön in Reihe auf einem Regel geordnet – auf einen Wagen platzierte, den ich alsdann zur Rezeptur schob, wo ich die Bestandteile mischte.

Zuerst wog ich größere Mengen – ich sollte 20 Packungen Schwedenkräuter herstellen – Sennesblätter, Rhabarberwurzel, Eberwurzwurzel, Angelikawurzel, Zitwerwurzel, Manna, Aloe und Theriak ab.

Die Zutaten mischte ich feierlich, in einer riesengroßen Schüssel, mit weitausholenden Bewegungen, gleichsam einer zeremoniellen Handlung. Zum Schluss gab ich noch die vorgeschriebenen Anteile des aromatischen Camphers, der wohlriechenden Myrrhe und des teuren Safrans dazu und sog dabei den warmen würzig-süßlichen Duft der Myrrhe und das eukalpytusähnliche Aroma des Camphers tief, ganz tief ein.

Das muss wahre Pharmazie sein, so mein Gedanke - damals.

Vorne, in der Offizin, im Verkaufsraum, dagegen drängten sich die Kunden hektisch in Reihe, um ihre Rezepte vom Arzt abzugeben, und ich stehe hier hinten und bereite die eigentliche, die ursprüngliche Arznei zu – die allesamt aus der Natur stammt.

Heilpflanzen, deren Duft schon allein, wenn nicht Heilung, doch zumindest ein angenehmes Empfinden hinterlassen musste.

Und so mischte ich alle Bestandteile nochmals und füllte dann die Mischung in Aromabeutel ab, die ich mit der Aufschrift „Schwedenkräuter nach Maria Treben" versah. Herrlich!

Meine Mutter...die „Hausärztin"

Meine Mutter hielt zu dieser Zeit – als Hausfrau und als „Hausärztin" der Familie – freilich auch den Schwedenbitter vorrätig – Schwedenbitter, das ist der Auszug der Schwedenkräuter in hochprozentigem Alkohol, sozusagen die fertige Medizin.

Wogegen oder wofür wurde der Schwedenbitter denn bei Ihnen eingesetzt, wundern Sie sich vielleicht.

Meine Mutter bereitete mit Schwedenbitter getränkte Umschläge bei harmlosen Verletzungen und Insektenstichen.

Darüber hinaus wurde der Schwedenbitter in unserer Familie – Gott sei Dank – nicht eingesetzt.

Aber auch der Schwedenbitter duftete geradezu wie die Kräuter vorzüglich, die Mischung aus Alkohol und den darin gelösten Kräutern schmeichelte der Nase ungemein – und ja, bei diesem Geruch kann ein Laie durchaus geneigt sein, an die Allmacht des Schwedenbitters zu glauben, wie sie Maria Treben uns verspricht.

Wir leben, um zu lernen...

Dann aber kam das Pharmaziestudium und mit diesem das Wissen um die Heilpflanzen und deren Inhaltsstoffe.

Und mit dem Wissen kam die Fähigkeit, Richtiges vom Falschem und Wahrheit von der Lüge zu unterscheiden – zumindest soweit es meine Fachrichtung betraf.

Wissen ist Macht, das ist ein Spruch, den man manchmal einfach so daher sagt – aber es ist ein Spruch, der so viel Wahrheit birgt.

Schwedenbitter – Hochprozentiges für ältere Damen

Wie es der Zufall wollte, blickte ich unlängst erneut auf Mamas Nachtschränkchen. Und noch immer lag dort, inzwischen leicht verstaubt, Maria Trebens Büchlein. Wiederum blätterte ich das Buch durch, wie einst vor Jahren, und ich schüttelte den Kopf angesichts zahlloser fachlich falscher Aussagen, die Maria Treben dort trifft – ohne anscheinend auch nur mit der Wimper zu zucken. In der Zwischenzeit habe ich natürlich noch unzählige Male Schwedenkräuter und Schwedenbitter in der Apotheke über den Tresen gereicht und verkauft – auch wenn der Hype um Maria Treben mittlerweile deutlich verblasst ist und die Zahl ihrer Jünger – äh, Anhänger – deutlich gesunken ist.

Es gibt aber nach wie vor Leute – insbesondere ältere Damen – die auf Maria Treben Stein und Bein schwören und die insbesondere dem hohen Alkoholgehalt des Schwedenbitters zusprechen.

Was gibt es Besseres als etwas Hochprozentiges, das gleichzeitig gute Arznei ist und das man also bedenkenlos schlürfen darf, ohne schlechtes Gewissen? Und das man in der Apotheke holt, und nicht in der Tanke, wo doch nur Penner ihren Schnaps holen? Ich erinnere mich an Kundinnen, die Schwedenbitter buchstäblich literweise konsumierten und jeden Tag in die Apotheke kamen, um sich ihren wertvollen Nachschub zu besorgen.

Auf der anderen Seite gibt es natürlich viele Menschen – auch wieder vor allem Frauen – deren Darm sich an die abführenden Bestandteile im Schwedenbitter so gewöhnt hatte, dass deren Darm ohne Schwedenbitter in Streik tritt und nur nach Einnahme der rettenden Tropfen seine Dienste tut.

Aber dazu später mehr.

 103

Wer ist Maria Treben?

Wie wir bereits gelesen haben, war es Maria Treben, die – wenn sie auch nicht Erfinderin der Schwedenkräuter war – diesen doch zu einer nicht für möglich gehaltenen Renaissance verholfen hat.

Doch wer genau war eigentlich Maria Treben, die sich angeblich so gut mit Heilkräutern auskannte? War sie etwa Apothekerin oder Biologin? Mitnichten!

Sie hatte weder ein entsprechendes Studium aufzuweisen noch sonstige Abschlüsse oder Zertifikate, die ihr „Wissen" um die Heilkräuter begründen würden.

So führt Maria Treben ihr „Wissen" auch auf eine höhere Macht zurück und benennt hier ganz konkret die Gottesmutter Maria.

In der Einleitung zu ihrem Buch „**Gesundheit aus der Apotheke Gottes**" schreibt sie, dass sie immer wieder gefragt werde, woher sie eigentlich ihre Kenntnisse über Heilkräuter habe.

Darauf könne sie keine präzise Antwort geben, so ihre Erwiderung. Ach ja?

Über das Leben von Maria Treben ist wenig bekannt, vieles bleibt im Dunkeln – ob diese bewusst wenig von ihrem Leben preisgab, entzieht sich allerdings meiner Kenntnis.

Auf jeden Fall wurde sie am 27.09.1907 in Saaz (Böhmen) geboren und verstarb am 26.07.1991 in Grieskirchen (Österreich). Maria Treben war die mittlere von drei Schwestern, ihre Mutter war Hausfrau, der Vater Eigentümer einer Druckerei. Als Maria zehn Jahre alt war, starb der Vater bei einem Unfall.

Zwei Jahre später zog die Mutter mit den Töchtern nach Prag. 14 Jahre arbeitete Maria Treben in einem bürgerlichen Beruf – eine nähere Angabe über diese „bürgerliche Tätigkeit" findet man nicht. Dann heiratete sie Gottfried Ernst Treben und gab ihre Berufstätigkeit auf.

Die restliche Zeit ihres Lebens war sie Hausfrau – und während dieser Zeit schrieb sie natürlich ihre berühmten Bücher über Heilpflanzen und hielt auch viele diesbezügliche Vorträge.

Besondere Bekanntheit erlangten allerdings Maria Trebens Schwedenkräuter und der Schwedenbitter.

Heuchler sind die gefährlichsten Feinde

(Tacitus)

Was mir persönlich in Maria Trebens Büchern besonders aufstößt, ist ihre christlich frömmelnde Haltung.

Ja, war denn Maria Treben etwa nicht besonders fromm und gottesfürchtig? – so beschreibt sie sich doch in ihren Büchern.

Freilich, sie lässt keine Gelegenheit aus, sich auf Gott oder wahlweise die Gottesmutter zu berufen, sie erzählt von ihren andächtigen Gebeten vor einem alten, wunderbaren Marienbild und schwärmt ohne Unterlass von der Gnade und der Allmacht des Schöpfers.

Unwillkürlich muss ich dabei an eine Passage aus der Bibel denken:

„Und wenn du betest, sollst du nicht sein wie die Heuchler, die da gerne stehen und beten in den Schulen und an den Ecken auf den Gassen, auf daß sie von den Leuten gesehen werden. Wahrlich, ich sage euch: Sie haben ihren Lohn schon."

Matthäus 6,5

Schon sehr früh habe ich die Erkenntnis gewonnen, dass wirklich fromme Menschen ihre Gläubigkeit nicht bei jeder Gelegenheit betonen und vor sich her tragen - sie wirken eher im Stillen und Verborgenen. Nicht scheinheilig wie die Bigotten, die stets bemüht sind, ihre Gottesfürchtigkeit zu präsentieren und Eindruck nach außen zu schinden.

Aus einem ökumenischen Elternhaus stammend, mahnten mich meine Eltern bereits als Kind, dass man in Fällen allzu sehr nach außen gekehrter Frömmigkeit stets Vorsicht walten lassen müsse.

An ihren Taten sollt Ihr sie messen, nicht an ihren Worten, auch so schreibt die Bibel – Und da stellt sich mir natürlich unweigerlich die Frage, was denn Maria Treben Gutes für die Menschheit getan hat.

Sie hat doch unzählige Leute geheilt und stapelweise Briefe von dankbaren Lesern erhalten – so steht es in ihrem Buch. So lautet vielleicht Ihr Einwand.

Doch schon in ihrem Vorwort – dem aufmerksamen Leser wird es nicht entgehen - schreibt Maria Treben folgendes: *„Bitte: Rufen Sie mich weder an noch schreiben Sie mir Briefe! Als Nicht-Heilpraktikerin nehme ich auch keine Besuche an!"* (entnommen Maria Treben, „Gesundheit aus der Apotheke Gottes", S. 4) - ihre Worte sind dabei durch eine dicke, schwarze Schrift besonders hervorgehoben und mahnende Ausrufezeichen machen deutlich, wie ernst sie es mit ihrer „Warnung" meint.

Aber woher kommen dann die Berge von Briefen, die Maria Treben angeblich von dankbaren Lesern erhalten hat, und welche sie nochmal eigens in einem Buch zusammenfasst.

Und woher stammen die vielen Berichte von segensreichen Heilungen – wenn Maria Treben doch gar keine Besuche empfängt.

Ein Schelm, wer Böses dabei denkt.

Hat Maria Treben einen Teil ihrer Bucherlöse für einen guten Zweck gespendet – wie viele Autoren es tun?

Zu lesen ist davon nichts – und ich für meine Person bin der Ansicht, dass sie es gleich in die Welt hinaus geschrien hätte, wenn sie einen Teil ihrer Erlöse einer gemeinnützigen Verwendung zugeführt hätte.

Hat Maria Treben sich in einem Ehrenamt oder in der Kirche engagiert? Nichts Genaues weiß man – besser gesagt, rein gar nichts dies bezügliches ist bekannt.

Man liest nur, dass sie keine Briefe erhalten möchte...

Und vor diesem Hintergrund wirken Maria Trebens andauernde Verweise auf Gottes Gnade nur umso störender und verstörender. Sie redet so oft von Gott und Jesus, dass man es schon gar nicht mehr glauben will.

Wahlweise wird auch die Gottesmutter Maria bemüht, um einem Kräutlein einen richtig frommen Anstrich zu geben.

Frau Trebens Beschäftigung mit der Heilkunde erfährt sehr oft auch Unterstützung durch ein kleineres oder größeres Wunder, und letztlich liegt alles in Gottes Händen.

Warum der Herrgott die Krankheiten überhaupt in die Welt gesetzt hat, scheint sich Maria Treben allerdings nie gefragt zu haben.

Na ja – so wenden Sie vielleicht ein – kann man mit Jesus und der Gottesmutter heutzutage überhaupt noch bei den Lesern punkten – oder sind das nicht eher alles alte Zöpfe, an die sowieso niemand mehr glaubt und die nur noch belächelt werden.

Man muss – so meine ich – die „Gottesfürchtigkeit" und ihr ständiger Verweis darauf im Zusammenhang mit diesem Buch sehen – und da macht die „Frömmigkeit" der Autorin durchaus Sinn.

Maria Treben hat zwar kein Studium vorzuweisen – sie wird aber, so sagt sie zumindest, von einer höheren Macht gelenkt. Und zwar von der Gottesmutter, - der Helferin aller Kranken - die ihr den Weg zeigt. Den Weg zu den Heilkräutern und den Weg der Heilung.

So wirkt sie als eine Art „Medium" - oder aber bedient sie sich Gott als Instrumentarium?

Jesus und auch die Gottesmutter wären freilich sicher nicht amused, von Maria Treben zu deren „Spießgesellen" herangezogen zu werden.

Und ja, sie rückt sich tatsächlich auch in die Nähe von Jesus, wenn eine wundersame Heilung nach der anderen vollbracht wird.

Alles klingt nach Kalkül. Die Heilkräuter sind von Gott erschaffen worden und sie, Maria Treben, hat die fromme Aufgabe übermittelt bekommen, durch Gott zu wirken und den Menschen die Heilkräuter zukommen zu lassen. Man muss nur Gott vertrauen – und den Heilkräutern. Diese Aussagen treffen genau den Kern des Menschen, der auch in der heutigen Zeit eine tiefe Sehnsucht nach Heil und Geborgenheit verspürt. Der Mensch möchte vertrauen und hoffen, gerade in Zeiten schwerer Krankheit - und siehe da, als Silberstreifen am Horizont steht sie da – Maria Treben mit ihren Kräutern.

Die das Verlangen der Menschen nach natürlichen Heilmitteln bedient, nach schneller, einfacher und spontaner Genesung, dank Gottes und Maria Trebens Hilfe.

Die Frau mit dem strengen Dutt und der altmodischen Tracht. Die Kräuterfrau. Die Spezialistin, die weiß, was den Menschen fehlt: Heilkräuter in allen Varianten. Bei der der Glaube nicht nur Berge versetzt, sondern auch Krankheiten heilt.

Ein modernes Märchen, auch und vor allem für Erwachsene.

Wer Sonnenstrahlen machen will, der ist ein Quacksalber und kennt weder sich noch die Sonne

(Matthias Claudius)

Das Geschäftsmodell des Quacksalbers ist natürlich kein Novum, sondern funktioniert bereits seit Jahrtausenden.

Denn verzweifelte, kranke und sterbende Menschen gab es zu allen Zeiten, und Quacksalber und Scharlatane sind die Schmarotzer dieser Verzweifelten. Solche verzagten Menschen auszunutzen und ihnen mit leeren Versprechungen Geld aus der Tasche zu ziehen, anstatt ihnen zu helfen, ist freilich zutiefst unethisch.

Warum aber eilen Leute überhaupt zu Quacksalbern und vertrauen diesen Gesundheit und Geld an – wo sie es doch eigentlich besser wissen müssten?

Nun, der Grund ist leicht ausgemacht. Oft sind solche Scharlatane der letzte Strohhalm und der letzte Funken Hoffnung für enttäuschte, schwerkranke und bereits austherapierte Menschen.

Aus tiefer Not heraus wenden sie sich an die Heilsversprecher und klammern sich an alles, was ihnen ihre Gesundheit zurückbringen oder ihr Leben erhalten könnte.

Und in ihrer Verzweiflung sind diese Menschen leichte Opfer von Quacksalbern, die vorgeben, alle Krankheiten heilen zu können – meist mit völlig unwirksamen und veralteten, oft aber auch mit schädlichen und gefährlichen Methoden.

Im Dunstkreis des Geheimnisvollen, Göttlichen und Althergebrachten schreiten die Wundertäter auf Marktplätze und Versammlungen, oder verbreiten ihre Heilsbotschaften mittels Büchern und Vorträgen.

Viele Leute zeigen sich dem Zauber der angeblichen Wunderheiler und ihrer Wundermittel gefügig, der Klang des Magischen, Natürlichen, Geheimnisvollen und Göttlichen schmeichelt den Ohren der Verzweifelten.

Allen Quacksalbern ist dagegen das eitle Werbeschauspiel um die eigene Person gemeinsam, mit Eloquenz und geschickter Taktik lenken sie die Leute in die gewünschte Richtung und vernebeln geschickt deren Bewusstsein und Verstand. Die Opfer werden auf gewiefte Weise manipuliert und in ihrer Urteilskraft geschwächt.

Mit Unwissen oder Halbwissen gesegnet, verbreiten die Bauernfänger halbe Wahrheiten oder auch Unwahrheiten - je weniger die Leute wissen, desto einfacher ist es, sie an etwas glauben zu lassen.

Ende der Leseprobe

 111

Qualität & Kompetenz
im Zeichen des Mörsers
von Ihrer Apothekerin

Dr. Angela Fetzner

112